Curación con la energía

ROBIN
BOOK

Curación con la energía

Nicole Looper

esenciales

ROBIN
BOOK

© 2013, Nicole Looper

© 2013, Ediciones Robinbook, s. l., Barcelona

Diseño de cubierta: Regina Richling

Fotografías de cubierta: © iStockphoto

Diseño interior: Paco Murcia

ISBN: 978-84-9917-326-9

Depósito legal: B-20.223-2013

Impreso por Lito Stamp, Perú, 144, 08020 Barcelona

Impreso en España - *Printed in Spain*

Índice

Introducción

La medicina vibracional es una rama de la curación que se fundamenta en los principios de resonancia de la energía y en la polaridad de los elementos. Todos los seres vivos llevan consigo unos campos de energía que vibran a una frecuencia determinada. Esta energía dinámica busca fluir entre polaridades opuestas, como el movimiento y la quietud o la armonía y el desorden.

Cuando en el cuerpo humano sucede un bloqueo de la energía se produce un desequilibrio que puede llevar a la enfermedad. La salud física, emocional o espiritual pueden verse mermadas muy seriamente. En ese sentido, las vibraciones energéticas que induce un sanador producen un estado de armonía que restaura el equilibrio celular y desbloquea los flujos de energía que circulan por el cuerpo humano.

Cuando un organismo se debilita, vibra con una frecuencia más baja, por lo que si no puede volver a su estado natural de armonía y equilibrio precisa de una frecuencia adecuada de vibración para volver a su estado natural.

Los caminos para organizar la transferencia de energías están representados por los cinco sentidos y las herramientas que se pueden utilizar para llevar a cabo esta transmisión van desde la aromaterapia, la terapia de sonido, la cromoterapia o el trabajo con gemas y cristales.

Este libro explora los diferentes mecanismos que llevan a la curación a partir de las diferentes técnicas conocidas, con el propósito de acceder a un conocimiento general que amplíe los dominios de la mente y el espíritu y traslade todo ese saber a favor de la curación y la salud.

1. ¿Qué es la medicina vibracional?

La medicina vibracional intenta el tratamiento de las personas mediante las energías puras. Y lo hace utilizando formas especializadas de la energía que actúan positivamente sobre aquellos sistemas energéticos que han perdido su equilibrio y han generado una enfermedad. El sanador vibracional intenta devolver los equilibrios a los campos de energía y restablecer el orden en el plano más alto de la funcionalidad humana.

El actual modelo de la medicina considera el comportamiento fisiológico y psicológico del hombre como funciones de su equipo físico, el cerebro y el cuerpo. Pero los seres humanos son algo más que la suma de una serie de compuestos químicos y sus reacciones. Todos los organismos necesitan de una fuerza sutil que origine ciertas sinergias a través de la organización estructural de sus organizaciones moleculares. Gracias a esas sinergias podemos decir que el todo es la suma de sus partes.

El orden molecular del cuerpo físico no es más que una retícula compleja de campos de energía entrelazados. Y esa retícula energética recibe organización y alimentación de otros sistemas energéticos sutiles que coordinan la fuerza vital del organismo. Esta jerarquía de sistemas energéticos sutiles coordina la estructura del cuerpo físico a nivel celular.

Es en el plano sutil donde tiene lugar la salud y la enfermedad. Las energías sutiles modifican los patrones de reproducción celular. En estos exclusivos sistemas de energía radican nuestras emociones y por tanto debe haber un cierto equilibrio espiritual para que se mantengan en orden.

La dimensión espiritual del hombre

La dimensión espiritual del hombre es la base energética de la vida, porque es la energía del espíritu lo que anima el soporte físico. La conexión invisible entre el cuerpo físico y las fuerzas sutiles del espíritu encierra la clave para la comprensión de la íntima relación entre materia y energía.

La medicina vibracional intenta curar las dolencias y transformar la consciencia humana mediante la actuación sobre los patrones energéticos que guían la expresión física de la vida. La consciencia misma es una forma de energía vinculada íntegramente a la expresión celular del cuerpo físico. En virtud de este paradigma, se puede asegurar que la consciencia interviene en la creación continua de la salud o la enfermedad.

El modelo holográfico

La holografía es una técnica de obtención de imágenes que consiste en iluminar un objeto mediante una luz láser. Las imágenes resultantes se llaman hologramas y se asemejan a una fotografía en tres dimensiones que puede ayudar a comprender la estructura energética del Universo y la naturaleza multidimensional del ser humano.

Un holograma se obtiene haciendo pasar un haz láser por un dispositivo que lo envía a una lente difusora que convierte el rayo en un cono de luz. Esta luz incide sobre una placa fotográfica virgen. Cuando el haz coincide sobre la placa con la luz refleja del haz de trabajo se origina una figura que es captada por la emulsión fotográfica de la placa.

En la naturaleza un ejemplo similar sería aquel que se da al lanzar dos piedras sobre un estanque de aguas tranquilas. Cada piedra configura sus propias ondas, que se propagan en círculos cada vez mayores a medida que el frente de ondas se aleja cada vez más del centro. Cuando se encuentran las ondas de cada piedra, interaccionan y crean una figura de interferencia.

Algunos hologramas permiten contemplar la imagen por encima y por debajo, tal y como su fuera un objeto real. El holograma es, pues, un patrón de interferencia energética y dentro de ese patrón cada parte contiene la información de todo.

El principio holográfico
en la naturaleza

Cada célula del cuerpo humano posee información suficiente como para crear un doble perfecto. Esto es una analogía perfecta con el principio holográfico, según el cual cada trozo contiene la información necesaria para reconstruir el todo.

El principio holográfico también puede ser de utilidad para la comprensión de los campos bioenergéticos asociados a la estructura físico-química del cuerpo humano. Para certificar la existencia del campo etéreo se han hecho diversos experimentos científicos, algunos de los cuales sugieren que todo organismo en vías de desarrollo está destinado a seguir una plantilla de crecimiento preestablecida, y que esa plantilla la genera el campo electromagnético del organismo. Uno de los primeros investigadores que profundizó en la electrografía fue Semión Kirlian.

Kirlian descubrió que ciertas enfermedades como el cáncer originaba una alteración significativa de los campos electromagnéticos propios de los organismos vivientes. Y logró fotografiar la descarga corona alrededor del cuerpo, que corroboraba las modificaciones del campo energéticos relacionadas con una enfermedad. A partir del momento en que Kirlian introdujo su novedoso procedimiento para el estudio de los seres vivos mediante la electrografía, muchos investigadores han comprobado las posibilidades diagnósticas que ofrecen estas técnicas de registro electrográfico.

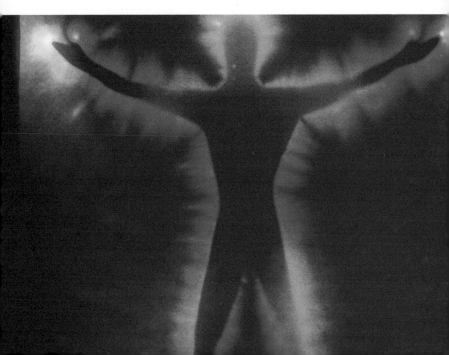

La fotografía Kirlian

Se trata de una técnica que consiste en fotografiar seres vivos en presencia de un campo eléctrico de alta frecuencia, alta tensión y baja intensidad, técnica cuyo pionero fue el investigador ruso Semión Kirlian y su esposa Valentina.

Durante uno de sus experimentos, Semión recibió una descarga eléctrica en una de sus manos. En el momento de la descarga percibió un halo luminoso que le rodeaba la mano. Posteriormente se ha utilizado la cámara Kirlian para que terapeutas de medicina alternativa puedan observar el aura de las personas y relacionarlo con el bienestar físico de los pacientes.

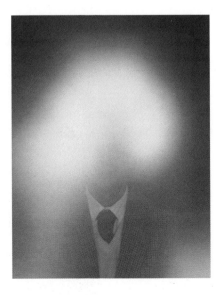

Fotografía de aura.

Los siete principios del hermetismo

Los siete principios del hermetismo se pueden encontrar en un documento del siglo XIX conocido como el *Kybalión*. Los autores de este documento fueron una serie de personas conocidas como Los tres iniciados si bien sus principios se atribuyen al alquimista Hermes Trismegisto.

Los siete principios, o axiomas son:

- **Mentalismo:** El Todo es mente; el universo es mental.
- **Correspondencia:** Como es arriba, es abajo; como es abajo, es arriba. Afirma que este principio se manifiesta en los tres Grandes Planos: El físico, el mental y el espiritual.
- **Vibración:** Nada está inmóvil; todo se mueve; todo vibra.
- **Polaridad:** Todo es doble, todo tiene dos polos; todo, su par de opuestos: los semejantes y los antagónicos son lo mismo; los opuestos son idénticos en naturaleza, pero diferentes en grado; los extremos se tocan; todas las verdades son medias verdades, todas las paradojas pueden reconciliarse.
- **Ritmo:** Todo fluye y refluye; todo tiene sus períodos de avance y retroceso, todo asciende y desciende; todo se mueve como un péndulo; la medida de su movimiento hacia la derecha, es la misma que la de su movimiento hacia la izquierda; el ritmo es la compensación.

- **Causa y efecto:** Toda causa tiene su efecto; todo efecto tiene su causa; todo sucede de acuerdo a la ley; la suerte o azar no es más que el nombre que se le da a la ley no reconocida; hay muchos planos de causalidad, pero nada escapa a la Ley.
- **Generación:** El género existe por doquier; todo tiene su principio masculino y femenino; el género se manifiesta en todos los planos. En el plano físico es la sexualidad.

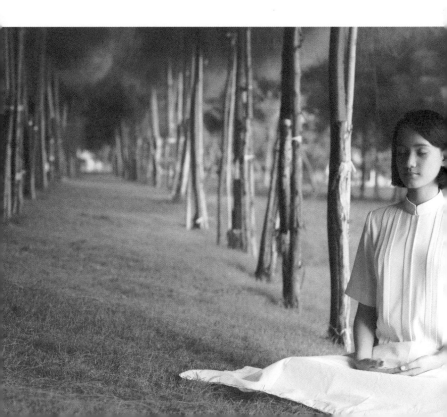

Todo lo que está arriba, también está abajo

Este principio esotérico procede de la idea de que existe un paralelismo entre lo que sucede a nivel microscópico y lo que sucede a nivel macroscópico o, lo que es lo mismo, una vez podamos entendernos a nosotros mismos, también podremos entender el Universo que nos rodea.

La materia se compone de campos de energía que están organizados en planos diferentes que se combinan mediante leyes regidas por la naturaleza. La materia se interpreta así como un campo energético especializado. La energía vibracional trata de establecer un interfaz con los campos primarios de energía sutil que subyacen a la expresión funcional del cuerpo físico y contribuyen a ella. El cuerpo etéreo sería una plantilla de energía holográfica que orienta y conduce el desarrollo y crecimiento del cuerpo físico.

Materia física y materia sutil

La materia tiene propiedades similares a las de la luz, entre ellas las de tener una frecuencia característica. La materia etérea tiene unas partículas que vibran a una frecuencia superior y es por ello que se percibe de manera diferente. Esta materia etérea o sutil sería de una densidad inferior a la de la materia física.

El patrón energético de interferencia de un determinado cuerpo etéreo funciona como un holograma en el cual cada parte contiene la información que describe el todo. Según este principio, cualquier elemento del Universo contendría la información relativa a la constitución del cosmos entero. Lo

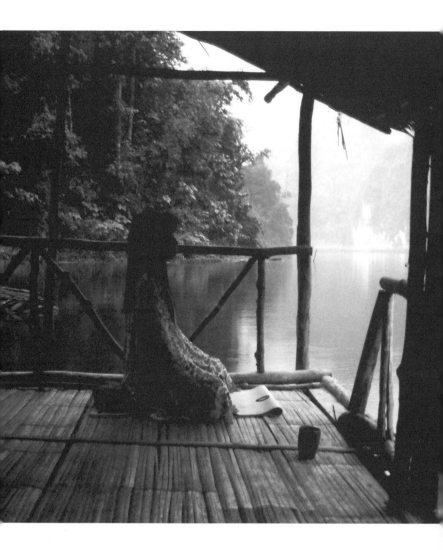

que sucede en la más pequeña parte del patrón energético de interferencia holográfica afecta simultáneamente a toda la estructura.

El modelo holográfico permite comprender las estructuras de información desde el plano de la célula hasta llegar al orden cósmico. Las células de los organismos vivientes reflejan principios organizadores en el que es fácil comprobar que cada parte contiene el todo. Cuando se observan planos superiores se percibe que el crecimiento de todo organismo está guiado por un plano superpuesto invisible, etéreo, que resulta similar a un holograma. Estos se fundan en las propiedades únicas de los patrones energéticos de interferencia.

El cuerpo etéreo es una plantilla donde se superpone la estructura del cuerpo físico. Esta plantilla sirve para determinar el desarrollo del feto durante el embarazo así como la reproducción y reparación de tejidos después de haber padecido una lesión o enfermedad. La información que contiene el cuerpo sutil es la que da origen a la organización genética de las células. Es por esta razón que muchas enfermedades tienen lugar en los bloqueos energéticos del

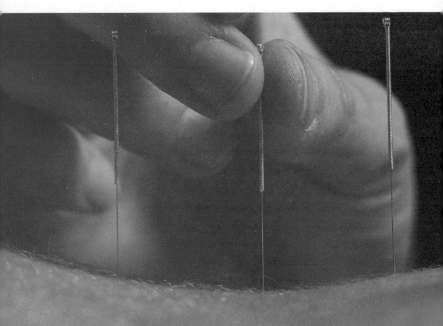

cuerpo etéreo y más tarde se manifiestan como una patología del cuerpo físico.

La energía sutil y los estados de consciencia

La medicina vibracional va dirigida al entendimiento de la energía y la vibración y de su interacción con la estructura molecular y el equilibrio orgánico. El cuerpo etéreo es una plantilla energética de crecimiento que orienta el desarrollo y la evolución así como las disfunciones y el tránsito final de todos los seres humanos.

Los patrones por los cuales la energía se cristaliza en materia están regidos por formas sutiles de expresión ya existentes en el plano etéreo. La energía y la materia en estos niveles de vibración desempeñan un papel importante en la conducción de las expresiones de la fuerza vital a través de múltiples formas de la naturaleza.

Así como la luz tiene una frecuencia o banda de frecuencias particular, también la materia tiene unas características de frecuencia. Cuanto más alta la frecuencia material, menos densa o más sutil es esa materia; así, el cuerpo etéreo está formado por materia de una frecuencia más alta que la materia física, y por ello recibe el nombre de materia sutil. Varias modalidades de curación vibracional, como la homeopatía, las esencias florales y los cristales pueden influir sobre estos patrones sutiles mejorando el funcionamiento humano y curando enfermedades.

El nacimiento de la medicina vibracional

La invención de los rayos X abrió nuevas perspectivas a la medicina moderna ya que permitieron observar un mundo hasta entonces desconocido, el del interior del organismo humano. El desarrollo del instrumental radiológico fue en paralelo a los progresos del entendimiento biofísico en materia de las radiaciones electromagnéticas. Del mundo de las reacciones físico-químicas se pasó al conocimiento de los sistemas biológicos. La radiología terapéutica estudia cómo afectan las radiaciones electromagnéticas a las células vivientes. Pero los rayos X no son más que un primer paso en la transición de la medicina hacia la utilización curativa de las energías.

Según algunos tratados antiguos de medicina, las anguilas y otros peces capaces de producir descargas eléctricas eran una forma aceptada de tratamiento médico. Las descargas tenían un valor terapéutico en determinadas situaciones.

Posteriormente se descubrió que las aplicaciones electroterapéuticas podían servir también para aliviar el dolor. La acupuntura, por ejemplo, estimula los nervios periféricos mediante pequeñas agujas, bloqueando los impulsos dolorosos e impidiendo que lleguen hasta el sistema nervioso central.

Los electrodos que se implantan en la piel estimulan los nervios cutáneos que llevan la información sensorial al cerebro a través de la médula. La aplicación externa de corrientes eléctricas en la piel parece un sistema de control del dolor más seguro y eficaz que cualquier intervención neuroquirúrgica.

Aunque la aplicación más revolucionaria de la electroterapia es la que consiste en estimular la capacidad innata que tienen los tejidos de regenerarse. Hoy en día no puede asegurarse si el estímulo eléctrico afecta a los mecanismos de reparación celular o contribuye a liberar el potencial holográfico del cuerpo etéreo.

2. Anatomía multidimensional humana

El cuerpo etéreo
y el cuerpo físico

Los sistemas de energía sutil desempeñan un papel importante e integrado en la funcionalidad del ser humano. El organismo físico, lejos de constituir un sistema cerrado en sí mismo, no es más que uno de los diversos sistemas que forman parte de un equilibrio dinámico. Estos sistemas de energías superiores o cuerpos sutiles están constituidos de materia cuyas características de frecuencia difieren de las del cuerpo físico.

La diferencia entre la materia física y la etérea sólo es cuestión de frecuencia. Sabemos que las energías de frecuencias diferentes pueden ocupar el mismo espacio sin interferirse mutuamente. Es decir, la materia física y la etérea pueden coexistir en el mismo espacio, de la misma manera que pueden coexistir las emisiones de radio y televisión.

La matriz energética del cuerpo etéreo o plantilla holográfica del campo de energía se superpone a la estructura del cuerpo físico. Todos los cuerpos de frecuencias energéticas superiores se hallan interconectados con el cuerpo físico y en equilibrio dinámico respecto a él.

El cuerpo etéreo es de naturaleza material y la materia de que se compone recibe el nombre de materia etérea o materia sutil. Es la sustancia de la que están formados los cuerpos energéticos superiores, de manera que la denominación de materia sutil viene a ser un término general que alude a todos los tipos de materia asociados a contrapartidas energéticas superiores e invisibles para los humanos.

El cuerpo etéreo no se halla totalmente separado del cuerpo físico, con el que mantiene interacciones. Hay canales específicos de intercambio de energía que admiten el flujo de información energética entre uno y otro sistema.

Está comprobado que existe un vínculo directo entre los sistemas nervioso, circulatorio y de los meridianos, entre otras cosas porque esos meridianos sirvieron originalmente para crear esas dos partes del cuerpo físico. En consecuencia, todo lo que influye en uno de esos sistemas, tiene una repercusión directa en los otros dos aspectos. Los meridianos utilizan la conducción entre los sistemas nervioso y circulatorio para alimentar con fuerza vital el organismo, alcanzando casi directamente hasta el nivel molecular. Los meridianos son el interfaz o la puerta de comunicación entre las propiedades físicas del cuerpo y las etéreas.

La integridad y el equilibrio energético del sistema de meridianos son esenciales para la conservación y la salud del organismo. El sistema de meridianos no sólo contiene la clave para determinadas vías de intervención terapéutica en caso de enfermedad, sino también para la detección precoz de las dolencias.

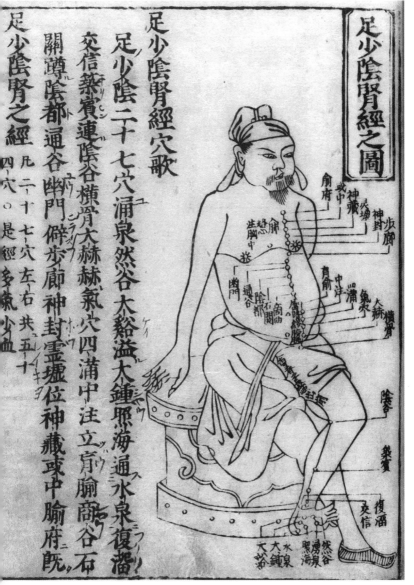

足少陰腎經之圖

足少陰腎經穴歌

足少陰二十七穴湧泉然谷大谿溢大鍾照海通水泉復溜

交信築賓連陰谷橫骨大赫赫氣穴四滿中注立肓腧商谷石

關蹲陰都通谷幽門　步廊神封靈墟位神藏或中腧府畢

足少陰腎之經　凡二十七穴左右共五十四穴○是經多氣少血

Los meridianos

Según la Medicina Tradicional china en el cuerpo humano existen una red de canales o meridianos que conectan los órganos, tejidos y células. Los ocho meridianos extraordinarios se encargan de administrar la energía vital que reside en los riñones. En cambio, por los veinticuatro meridianos principales (doce en cada lado del cuerpo humano) circula la energía vital nutritiva.

La fluencia energética sigue un circuito que empieza en el meridiano del pulmón y sigue por los meridianos del intestino grueso, estómago, bazo, corazón, intestino delgado, riñón, vejiga, maestro corazón, triple calentador, vesícula biliar e hígado que se conecta al meridiano del pulmón para proseguir un ciclo sin fin.

Anatomía energética sutil

En el cuerpo sutil existen diversos centros de energía que se conocen como chakras. Su nombre deriva del sánscrito y significa *rueda* por cuanto se les compara con vórtices de energía. Los chakras intervienen en el flujo de energías superiores que canalizan hacia la estructura celular del cuerpo físico. Puede considerarse que son centros transformadores de energía cuya intervención comporta cambios hormonales y fisiológicos.

Existen siete chakras principales cada uno de ellos aso-
ciado a un plexo nervioso principal y a una glándula endocrina.
Los chakras se hallan en línea vertical ascendente desde la
base de la columna hasta el cráneo. El más cercano al cóccix
se denomina chakra raíz. El segundo, denominado sacro se
localiza bajo el ombligo y cerca del bazo. El tercer chakro o
del plexo solar se encuentra en la parte central superior del
abdomen. El chakra cardíaco se halla en el centro del ester-
nón. El quinto chakra se denomina chakra de la garganta y se
localiza sobre la glándula tiroides y la laringe. El sexto chakra
o ajna chakra se sitúa en la base de la frente y se conoce como
el tercer ojo. El séptimo chakra se localiza sobre la cabeza y
rige el sistema nervioso central y periférico.

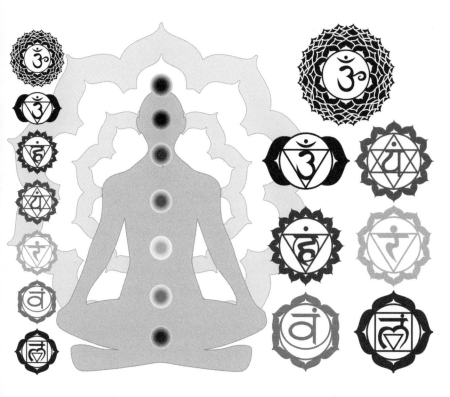

Los chakras

- **Muladhara chakra** representa el centro del desarrollo físico, la raíz que nos conecta con el sentido práctico y material del mundo en que nos movemos. Se representa con un loto de 4 pétalos y se encuentra entre el ano y los genitales.

- **Suadhisthana chakra** representa la fuerza física y la fuerza vital dirigida al cerebro. Comprende al sistema genitourinario incluyendo a los riñones. Se relaciona con la sexualidad y la creatividad desde el arte hasta la creación de la vida misma. Simbolizado por un loto de seis pétalos, se relaciona con las glándulas gónadas y es capaz de generar situaciones y sentimientos muy profundos, y de aprendizaje.

- **Manipura chakra** se encuentra en el plexo solar, su elemento es el fuego, fortalece nuestra voluntad y fuerza. Está simbolizado por un loto de diez pétalos y está relacionado a las glándulas suprarrenales y páncreas.

- **An-ajata chakra** se relaciona con la compasión, el amor, el equilibrio y el bienestar, y rige el sistema circulatorio. Es símbolo es un loto de doce pétalos.

- **Vishuddha chakra** se relaciona con la comunicación y el crecimiento. Simbolizado por un loto con dieciséis pétalos, está ligado al sistema respiratorio: nariz, garganta, oído, laringe, tráquea, bronquios, pulmones.

- **Agñá chakra** se relaciona con la glándula pineal o epífisis. Es el chakra del tiempo, la percepción espiritual y luz. Simbolizado por un loto con dos pétalos. También llamado «tercer ojo».

- **Sajasra-ara** es el chakra del sentido, el chakra maestro que «controla» a los demás. Filtra la energía cósmica recibida distribuyéndola a los restantes. Simbolizado por un loto con mil pétalos, se localiza encima de la cabeza, fuera del cuerpo. Se relaciona con la glándula pituitaria o hipófisis y rige sobre el sistema nervioso central y periférico.

Además de estos chakras principales existen otros chakras menores relacionados con las articulaciones principales del cuerpo como las rodillas, las caderas, los codos, etc.

Los chakras serían también órganos sutiles de percepción extrasensorial. Por ejemplo, el ajna chakra o tercer ojo interviene de forma muy directa en funciones relacionadas con la clarividencia.

Los chakras primarios se originan en el cuerpo etéreo y se hallan conectados entre sí y con determinadas regiones de la estructura celular por medio de los llamados nadis. Se trata de canales del cuerpo sutil a través de los cuales fluye el prana o energía vital. El aire inspirado circula por tres nadis: el Susumná, arteria o vena central, el Ida o arteria o vena izquierda y Pingala o arteria o vena derecha. Las asanas o posturas yóguicas combinadas con la respiración pranayama permiten desatascar los nadis para que circule mejor la energía vital.

Los nadis están formados por una fina trama de materia energética sutil. Son diferentes de los meridianos y representan una extensa red de flujos de energía. Cuando un autor oriental visualiza un chakra lo hace imaginándolo como si fuera una figura de flores, en la que los nadis simbolizan los pétalos y las finas raíces de los chakras, destinadas a distribuir por el cuerpo físico la fuerza vital y la energía de cada chakra.

Estos canales etéreos de energía se entretejen con el sistema nervioso físico y afectan a la naturaleza y calidad de los impulsos nerviosos en los sistemas cerebral, espinal y periférico.

Cuando existe una disfunción en el sistema de chakras y nadis, ello puede traducirse más tarde una alteración patológica del sistema nervioso. Dicha disfunción puede ser cuantitativa en función del caudal de energía sutil que sean capaces de transmitir o cualitativa, y afectar entonces a la coordinación entre los sistemas. La disminución del flujo de energía sutil a través de uno de los chakras puede originar la insuficiencia de actividad de cualquiera de las glándulas endocrinas clave.

Bloqueos en los nadis

- **Bloqueo en Ida Nadi o canal izquierdo:** La debilidad en el lado izquierdo nos predispone a las emociones extremas, en donde nos movemos entre la euforia y la depresión. Hay muy poco sentido de la auto-disciplina y nos volvemos esclavos de los hábitos inculcados en nosotros a través de los condicionamientos. Nos volvemos muy letárgicos, refugiándonos en la pasividad y en nuestras propias obsesiones. La presión sobre el cerebro crece demasiado para poder soportarla y entonces se produce una crisis nerviosa, culminando en locura, epilepsia, demencia senil.

- **Bloqueo en Pingala Nadi:** Las personalidades del lado derecho se vuelven muy secas, agresivas y astutas. Pierden todos los sentimientos, preocupados sólo por su crecimiento material y por tener poder sobre otros. Cualquier grado de artimañas y explotación puede ser justificado por su racionalidad. Cegados por el ego, están orgullosos de creer que engañan al mundo. Se identifican sólo con el ego, su corazón es de piedra. Creen en el poder de su propia inteligencia, pero la sabiduría y la lógica pronto se separan y la estupidez y la idiotez se vuelven un síntoma común en este tipo de personalidad.

- **Bloqueo en Susumná Nadi:** Es el canal central para nuestra evolución. A través de este canal nos volvemos conscientes colectivamente y todos los diferentes factores de nuestro Ser se integran en un todo. Susumná consigue que se realice la conexión entre nuestra mente consciente y el sistema nervioso autónomo. Susumná es el camino del dharma, el sendero angosto a través del cual atravesamos la puerta estrecha del agna chakra para elevar el espíritu.

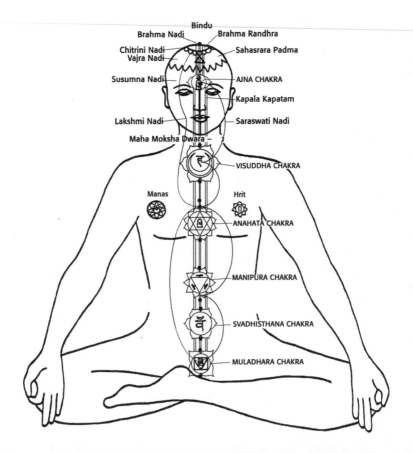

El cuerpo astral, lugar donde se juntan nuestras emociones

El cuerpo astral está constituido de materia cuyas frecuencias energéticas quedan lejos de la percepción de los sentidos humanos y resulta invisible para todo el mundo excepto para aquel que tiene el don de la clarividencia. La materia astral existe en una banda de frecuencias a la de las materias físicas y etéreas.

El cuerpo astral, igual que el cuerpo etéreo, también tiene siete chakras principales, que también tienen las funciones de transformadores de energía y forman parte del sistema energético del ser humano. Los centros astrales son transmisores y receptores de esta energía que pasa a los chakras etéreos a través de los nadis. Los chakras astrales suministran a las energías sutiles la conexión a través de la cual el estado emocional de una persona favorece o perjudica su salud.

El cuerpo astral, también llamado cuerpo emocional, es la sede de las emociones humanas. Estas tienen un origen profundo y sutil. En virtud de la fuerte vinculación que hay entre el cuerpo astral y la naturaleza emocional, también hay poderosas e inexploradas relaciones entre la mente, el cuerpo físico y el cuerpo astral, respecto a la expresión de enfermedades físicas y emocionales. Los desequilibrios emocionales pueden deberse en muchos casos a la alteración de los patrones de flujo de la energía entre el cuerpo astral y los chakras.

El cuerpo astral también se conoce como el cuerpo de los deseos. El grado en que las personas se ven afectadas por sus deseos y temores determina la extensión y la naturaleza de la expresión de la personalidad del individuo en el plano físico.

Durante la vida el cuerpo astral está conectado con el cuerpo físico por una especie de cordón umbilical que en el instante de la muerte se corta y el soporte físico-etéreo queda abandonado a la descomposición.

- Los cuerpos etéreo y físico son de frecuencias diferentes y se solapan y coexisten en el mismo espacio.
- El cuerpo astral es otro cuerpo sutil, similar al etéreo, pero constituido por materia de frecuencia más alta que la materia etérea. El cuerpo astral guarda relación energética con la expresión y la represión de las emociones.
- Las disfunciones del cuerpo astral por causa de desequilibrios emocionales pueden perjudicar el flujo de energía a través de los chakras, lo que puede significar desequilibrios endocrinos y dolencias físicas.

El cuerpo mental, el cuerpo causal y los cuerpos espirituales superiores

El primero de los cuerpos sutiles cuya banda de frecuencias se sitúa más allá del cuerpo astral es el llamado cuerpo mental, que está formado por una frecuencia más alta que la materia física.

El cuerpo astral sirve muchas veces de expresión a los aspectos de la emotividad humana mientras que al cuerpo mental se le atribuye ser el vehículo gracias al cual se manifiesta el yo y consigue expresarse el intelecto. El cuerpo mental mantiene sus correspondencias a través de los chakras, que lo relacionan con la forma física. Los chakras del vehículo mental apuntan a los centros endocrinos y nerviosos, ya que engloban a los chakras astrales y etéreos. Las energías mentales actúan sobre la materia del cuerpo astral para que sea más susceptible a la estimulación energética de las energías mentales.

Cuando el cuerpo mental del individuo funciona con normalidad, éste puede pensar con claridad y enfocar sus energías mentales con decisión, vigor y claridad.

Por encima de la sustancia energética sutil se puede encontrar el cuerpo causal. Es el más cercano al Yo Superior y está compuesto de sustancia sutil de una alta frecuenta vibracional. El cuerpo causal del sector de las ideas y los conceptos abstractos. A diferencia de los vehículos etéreo, astral o mental, el cuerpo causal es mucho más que un cuerpo individualizado.

El cuerpo mental actúa primero sobre lo astral, propagándose luego sus efectos hacia etéreo y lo físico, mientras que el cuerpo causal incide sobre el plano mental y luego desciende por la escala energética. De ello se puede deducir que la curación en el nivel causal tendrá efectos mayores que en el plano mental.

También existen otras dimensiones energéticas sutiles con frecuencias aún más altas que tienen efectos sobre el sistema energético humano y que repercuten en la salud física y mental de la persona, pero las mencionadas son sin duda las más importantes.

El espectro de frecuencias

El espectro de frecuencia simboliza, mediante un gráfico, la distribución de amplitudes para cada frecuencia de un fenómeno que puede ser sonoro, luminoso o electromagnético. Este gráfico de intensidad marca mediante la superposición de líneas las ondas de las variadas frecuencias.

En el caso que nos ocupa, las frecuencias de la materia que compone el cuerpo físico serán de un tipo de vibración predominante, aunque otras frecuencias superiores o inferiores contribuyan a su composición. En las frecuencias astrales se da también un concepto de banda alta y banda baja. Este concepto, en el dominio astral, guarda relación con las perspectivas de evolución y las tendencias que implican a los seres humanos como grupo.

¿Es posible la reencarnación?

La reencarnación ejemplifica el funcionamiento de los numerosos cuerpos energéticos y la experiencia sensible ya que considera que cada tránsito vital humano es una posibilidad para explorar las dimensiones de nuestra naturaleza interna.

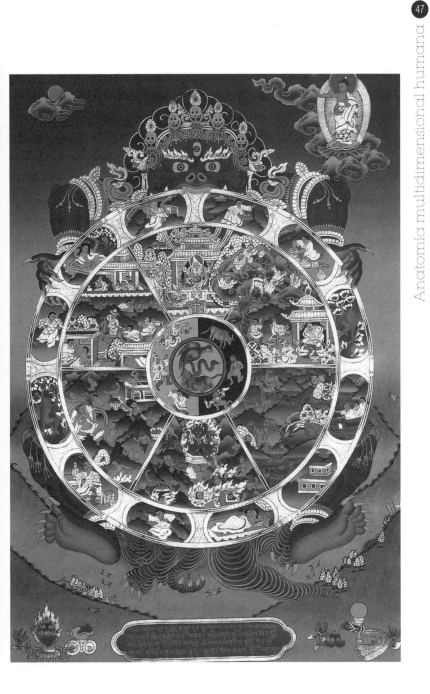

El hombre es un ser cuyo plano primario de existencia es el nivel no espacial, donde los mecanismos de percepción nos constriñen a una visión muy estrecha y limitada de la realidad del Yo. Dicho de otro modo, el mundo que percibimos con nuestros cinco sentidos y la verdadera naturaleza de la realidad son cosas diferentes. Nuestras limitaciones nos encierran en un mundo de apariencias donde lo único que vemos es la superficie de las cosas. La naturaleza esencial de las cosas no puede ser captada por los canales sensoriales ordinarios que nos sirven para reunir información de nosotros y de lo que nos rodea.

Los campos de energía sutil sustentan la generación del cuerpo físico. De forma que la estructura ósea, la muscular, los tejidos vasculares, los nervios, el cerebro y demás sustancias están representados en el molde etéreo por corrientes de energía con sus frecuencias específicas.

La reencarnación permite que el alma atraviese un amplio espectro de experiencias de aprendizaje mediante las cuales la consciencia adquiere la madurez espiritual necesaria.

A mayor número de experiencias del alma más diversas y más ajustadas serán sus estrategias para hacer frente a la vida en el plano físico y en el plano superior de la existencia.

- **En la reencarnación existe** un modelo de proyección sucesiva de la consciencia en varios vehículos físicos a fin de ganar experiencias, conocimientos y madurez espiritual.
- **Las experiencias y conocimientos adquiridos** durante los tránsitos vitales se acumulan en el cuerpo causal o Yo Superior.

- **La reencarnación es uno de los pocos modelos** que explican el por qué de las enfermedades.
- **La consciencia se presenta** así como una forma de energía que evoluciona hacia los niveles más altos de complejidad y profundización.

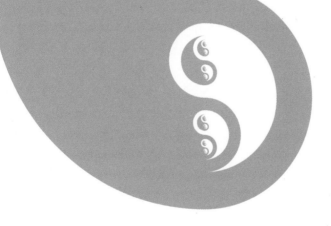

3. La curación vibracional

Curar mediante la acupuntura

El texto más antiguo sobre acupuntura data del año 2500 a.C. Cuando los primeros misioneros cristianos que habían viajado a la China llegaron a Occidente dieron a conocer los fundamentos de esta milenaria técnica.

La acupuntura trata de la inserción y manipulación de agujas en el cuerpo con el objetivo de restaurar la salud y el bienestar del paciente. La medicina occidental entiende que los efectos analgésicos de la acupuntura se producen por algún tipo de estímulo que intervienen sobre los mecanismos de transmisión del sistema nervioso.

La Medicina Tradicional china sostiene que la energía vital fluye a lo largo del cuerpo por los doce meridianos o vías de comunicación principal que se corresponden con los órganos vitales del cuerpo humano: pulmones, intestino grueso, intestino delgado, bazo-páncreas, corazón, riñones, vejiga, sistema cardiovascular, vesícula biliar, hígado, vaso de la concepción, vaso gobernante y triple calentador.

Mediante la inserción de finas agujas en cada meridiano se equilibra la energía trastornada en el órgano que lo rige. Estos trastornos pueden desembocar en enfermedades. La Medicina Tradicional china considera que la enfermedad es el resultado de un desequilibrio de la energía chi. Y el resultado de este desequilibrio pueden ser patologías tan diversas como la hernia discal, las alergias, los procesos inflamatorios, etc.

La energía chi se absorbe a través de unas puertas de entrada localizadas en la epidermis del organismo humano y que se identifican con los puntos de acupuntura, lugares de acceso de un sistema especializado de meridianos que se extiende más allá de las capas epidérmicas hasta alcanzar las estructuras profundas de los órganos.

El Universo entero es una oscilación constante de fuerzas yin y yang, donde yang representa el elemento masculino, la actividad, la creación y sus asociaciones son el sol, la luz y el principio creador de la vida. En cambio yin sería el elemento femenino, lo pasivo y destructivo y sus asociaciones son la luna, la oscuridad y la muerte.

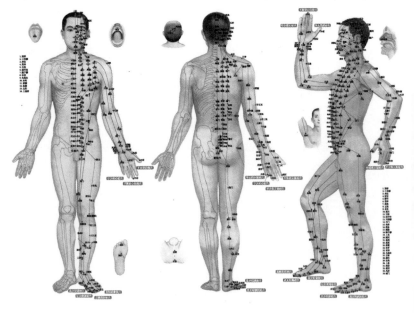

Puntos de acupuntura.

Principios del yin y yang

- **El yin y el yang son opuestos.** Todo tiene su opuesto, aunque este no es absoluto sino relativo, ya que nada es completamente yin ni completamente yang.

- **El yin y el yang son interdependientes.** El uno no puede existir sin el otro.

- **El yin y el yang pueden subdividirse a su vez en yin y yang.** Todo aspecto yin o yang puede subdividirse a su vez en yin y yang indefinidamente.

- **El yin y el yang se consumen y generan mutuamente.** Cuando uno aumenta, el otro disminuye, se dice que ambos se hallan en equilibrio dinámico. Cuando uno crece en exceso, el otro debe concentrarse, ya que a la larga provoca una nueva transformación.

- **El yin y el yang pueden transformarse en sus opuestos.** La noche se transforma en día, lo cálido en frío, la vida en muerte.

- **En el yin hay yang y en el yang hay yin.** Siempre hay una parte de cada uno de ellos en el otro, lo que conlleva que el absoluto se transforme en su contrario.

Un ejemplo de todo esto sería la división del cerebro en sus hemisferios izquierdo y derecho. Ambas mitades son necesarias para obtener un pensamiento holístico y equilibrado del Universo, pero mientras el hemisferio izquierdo es la sede del pensamiento lógico y representa el lado más analítico, lineal y verbal de nuestra naturaleza, el hemisferio derecho representa la mitad más emotiva y expresa las cualidades artísticas, estéticas y espaciales.

Para cada órgano hay un flujo de energía entre dos grupos de meridianos y por tanto la energía de ambas polaridades deben estar en equilibrio. Su desequilibrio es lo que lleva a una patología. Dicha falta de armonía puede suceder en cualquier plano de energía por encima del físico. El desequilibrio de las energías mentales se propaga hacia las energías astral y etérea hasta manifestarse en el cuerpo físico.

Los meridianos distribuyen las energías magnéticas sutiles del chi, que proporciona organización y sustento a la estructura física-celular de todos los sistemas del organismo. Todas las energías y sustancias se vinculan a uno de los cinco elementos que relaciona la Medicina Tradicional china.

El modelo chino

La filosofía energética china sostiene que el individuo es un microcosmos, un reflejo del macrocosmos telúrico que le rodea. Las interacciones de las funciones orgánicas internas reflejan los ciclos de generación destrucción que describen las relaciones energéticas entre los cinco elementos telúricos.

Los cinco elementos

La teoría de los cinco elementos trata de explicar las profundas relaciones cosmológicas del hombre y el Universo. Los cinco elementos son fuerzas activas que se representan por medio de símbolos, y actúan según relaciones determinadas basadas en sus características relativas.

Los cinco elementos son: Madera, Fuego, Tierra, Metal y Agua.

El comportamiento de los cinco elementos se debe a dos ciclos, el primero es el ciclo de generación (Ciclo Shen) el segundo es el ciclo de control (Ciclo de Ko). En el ciclo constructivo un elemento genera o potencia a otro siguiendo la siguiente secuencia: La madera alimenta el fuego, que crea a la tierra, que produce el metal, que genera el agua y que alimenta la madera. Por lo que la madera se considera madre del fuego, el fuego madre de la tierra, la tierra madre del metal, el metal madre del agua y el agua madre de la madera. Y a la inversa la madera es hijo del agua, el fuego hijo de la madera, la tierra hijo del fuego, el metal hijo de la tierra y el agua hijo del metal.

El ciclo de control provoca disturbios en esta continuada generación de elementos, de modo que el agua apaga el fuego, el fuego es capaz de licuar el metal, el metal rompe la madera, la madera penetra en la tierra y la tierra es absorbida por el agua. De otro modo se puede observar cómo la madera toma los nutrientes de la tierra que absorbe al agua, que apaga al fuego, que derrite el metal y que corta la madera.

Si la energía chi no está equilibrada en un órgano, éste no puede completar el ciclo natural de los meridianos y su funcionamiento puede ser negativo. Por ejemplo, si se desquilibran las energías del corazón, la anomalía transmitida por el sistema de los meridianos perjudicará a los pulmones. Si quedan afectados los pulmones, se producirán anomalías en el hígado. Las interacciones clínicas entre los órganos y las vísceras responden a las interacciones de los elementos en una demostración ancestral del principio mencionado «todo lo que está arriba, también está abajo» o, lo que es lo mismo, el microcosmos humano se refleja en el macrocosmos planetario.

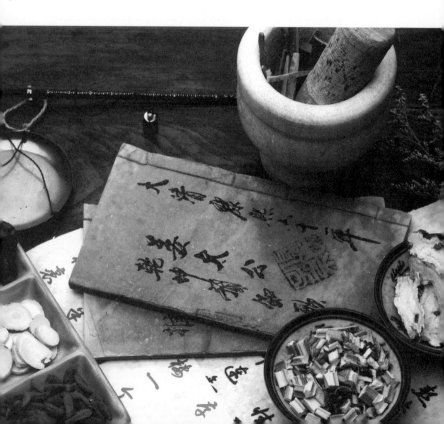

Correspondencias de los cinco elementos

Elemento	Madera	Fuego	Tierra	Metal	Agua
Criatura celestial	Qng-lóng (青龍) El Dragón azul	Zh-què (朱雀) El Fénix rojo	Huáng-lóng (黃龍) El Dragón amarillo	Bái-h (白虎) El Tigre blanco	Xuán-w (玄武) La Tortuga-Serpiente negra
Evolución	Nacimiento	Crecimiento	Elaboración	Maduración	Conservación
Clima agua	Viento	Calor	Humedad	Sequedad	Frío
Estaciones	Primavera	Verano	Cambio de estación entre el verano y el otoño	Otoño	Invierno
Punto cardinal	Este	Sur	Centro	Oeste	Norte
Planeta	Júpiter	Marte	Saturno	Venus	Mercurio
Gusto	Ácido	Amargo	Dulce	Picante	Salado
Sentido	Vista	Intuición	Gusto	Aroma	Audición
Órgano (yin)	Hígado	Corazón	Bazo / Páncreas	Pulmón	Riñón
Víscera (yang)	Vesícula biliar	Intestino delgado	Estómago	Intestino grueso	Vejiga urinaria
Dedo	Anular	Mayor	Índice	Pulgar	Meñique
Emoción y talante	Flexibilidad, creatividad	Alegría, apertura	Estabilidad, realismo	Raciocinio, confianza plena	Voluntad, humildad
Emoción (positiva)	Capacidad de planificación	Claridad mental	Carácter razonable	Sentido de la justicia	Coraje
Emoción (negativa)	Cólera, ira, estrechez de miras	Falta de alegría, aislamiento, desconcierto	Obsesión, preocupación, duda, sentimentalismo, perfeccionismo	Tristeza infinita, incapacidad de «soltar»	Miedo, desánimo

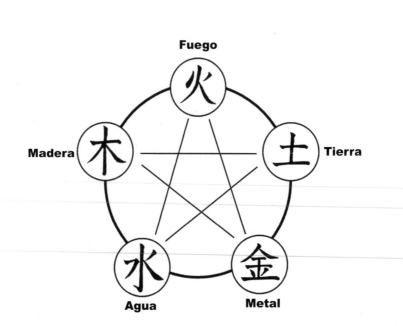

Según la medicina china, el ciclo de la generación discurre en el sentido de las agujas del reloj: la energía chi pasa del corazón al bazo y al páncreas, del bazo al pulmón, del pulmón al riñón, del riñón al hígado y del hígado pasaría de nuevo al corazón, cerrándose el ciclo e iniciando uno nuevo. Este circuito de la energía permite cuáles son los puntos más estratégicos para el tratamiento de las dolencias debidas a desequilibrios de las energías sutiles.

Los terapeutas que practican la acupuntura sostienen que el desequilibrio puede atribuirse al defecto o exceso del caudal energético que circula por los meridianos corporales. Cuando se estimulan los puntos se inyectan nuevas energías en esos circuitos si existe un déficit o bien se evacua el excedente en caso de que haya un superávit de energía circulante.

La naturaleza de los ritmos biológicos

En cada uno de los meridianos principales se registran diariamente dos períodos de unas dos horas de duración en el que el caudal energético alcanza un máximo en cuanto a intensidad de circulación. Este momento del día define el momento más conveniente para el tratamiento de una enfermedad. Esta teoría, conocida como teoría de los biorritmos topa con ciertas limitaciones prácticas.

Los biorritmos no son más que un intento para predecir aspectos de la vida de una persona recurriendo a ciclos matemáticos. Según esta teoría, la vida de una persona vendría determinada por estos ciclos biológicos que afectan la capacidad mental, física o emocional de la persona.

La ciencia que estudia la naturaleza de los ritmos biológicos se denomina cronobiología. Este regulador interno de los ciclos biológicos actuaría sobre numerosas funciones corporales, como la actividad cerebral o la influencia de los medicamentos en su acción contra diversas patologías.

Los ritmos biológicos de cada persona son reflejos de ritmos energéticos sutiles de frecuencia superior que a su vez estarían sincronizados con los ciclos cósmicos del Universo. Los meridianos de la acupuntura son uno de los caminos por los cuales se puede sintonizar con las energías de los cuerpos celestes.

Los terapeutas que practican acupuntura intentan restablecer el equilibrio de los sistemas enfermos teniendo en cuanta los cambios cíclicos de la energía en los meridianos. Cuando se produce una alteración en los meridianos es síntoma de que detrás hay una patología orgánica. Dichas anomalías reflejan un desequilibrio en las energías polares del yin y el yang. La acupuntura, al restaurar el equilibrio de las energías en el circuito de los meridianos, corrige los patrones energéticos que preceden a la disfunción y la desorganización en el plano celular.

El sistema de meridianos

El sistema de meridianos de la acupuntura es un modelo de intercambio energético entre el cuerpo físico y los campos de energía que nos rodean. Y ello hace referencia no sólo a la energía electromagnética sino también a otros tipos de energía de frecuencias superiores, tales como la etérea o la astral.

El cuerpo etéreo forma una especie de rejilla magnética holográfica que se comunica con la eléctrica y las células del cuerpo gracias al sistema de meridianos de acupuntura que interacciona con el sistema nervioso a través de una serie de fases de conversión de la energía.

Funciones de los meridianos

- **Comunicar y unificar en un todo las diversas partes y funciones del cuerpo.**

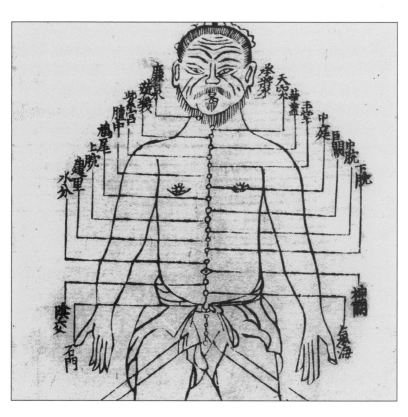

- **Servir de camino del chi y la sangre para que el cuerpo pueda nutrirse con ellos.**

- **Servir como trasmisores:** trasmitiendo estímulos al órgano o lugar afectado. También trasmitiendo el chi del macrocosmos al microcosmos.

- **Regular el equilibrio de los órganos y el equilibrio Yin /Yang**

- **Como vías de comunicación también pueden operar en situaciones patológicas**

- **Transmisión de enfermedades del exterior al interior:** constituyen las vías de paso por las que pueden penetrar los factores patógenos.
- **Son vías de paso por las que una enfermedad puede trasmitirse de un órgano a otro.**
- **Reflejan los desordenes del sistema,** tanto de Zang-fu en los órganos sensoriales como en la superficie del cuerpo.

Sistema de Meridianos

Meridianos Principales (Jing)
Tienen sentido de vía

- 12 canales principales
- 8 meridianos extraordinarios
- 12 ramas secundarias

Meridianos Colaterales (Luo)
Tienen sentido de red. Unen los meridianos que corresponden a las parejas vísceras-entrañas. Cada uno corresponde a un órgano más uno del bazo, el Du mai y el Ren Mai.

- 15 colaterales largos
- Colaterales superficiales
- Colaterales menudos

Otros
12 meridianos tendino-musculares
12 áreas cutáneas (dermatomas)

Los meridianos principales
(o meridianos Jing)

Se trata de doce canales principales que corresponde cada uno de ellos a un órgano (los meridianos yin corresponden a los órganos zang y los meridianos yang a los fu). Forman parejas y su circulación es vertical. Tienen puntos de acceso específico. De los doce canales o meridianos principales tres corresponden al yin de la mano, tres al yang de la mano, tres son los yin de los pies y tres los yang de los pies.

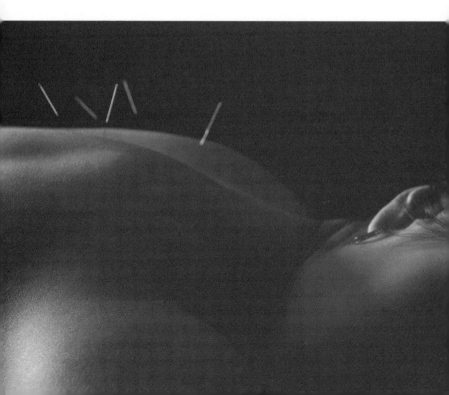

3 meridianos Ying de la mano
> Taiyin: meridiano de los pulmones de la mano
> Jueyin: meridiano del pericardio de la mano
> Shaoyin: meridiano del corazón de la mano

3 meridianos Yang de la mano
> Yangming: meridiano del intestino grueso de la mano
> Shaoyang: meridiano del san Jiao de la mano
> Taiyang: meridiano intestino delgado de la mano

3 meridianos Yin de los pies
> Taiyin: meridiano del bazo de los pies
> Jueyin: meridiano del hígado de los pies
> Shaoyin: meridiano de los riñones de los pies

3 meridianos Yang de los pies
> Yangming: meridiano del estómago de los pies
> Shaoyang: meridiano de la vesícula de los pies
> Taiyang: meridiano de la vejiga de los pies

Los tres meridianos yin de la mano circulan por la cara interna de cada brazo. Empiezan en la zona torácica, circulan hacia la mano, dónde terminan y conectan con los yang de la mano. Los tres meridianos yang de la mano circulan por la cara externa del brazo. Empiezan en la mano, circulan hacia la cabeza, dónde terminan y conectan con los yang de los pies. Los tres meridianos yang de los pies circulan por la cara externa de las piernas. Empiezan en la cabeza, circulan hacia los pies, dónde terminan y conectan con los yin del pie. Los tres meridianos yin de los pies circulan por la cara interna de cada pierna. Empiezan en el pie, circulan hacia la zona abdominal y de allí a la torácica dónde terminan y conectan con los yin de la mano.

Los ocho meridianos extraordinarios

Actúan como en caso de que se precise su ayuda, y su función es unir grupos de canales principales. Parten de cada uno de los meridianos principales e intensifican la relación yin-yang, además de distribuir el chi en la zona del cráneo. Los ocho meridianos extraordinarios son: Du Mai, Ren Mai, Chong Mai, Dai Mai, yin Wei Mai, yang Wei Mai, yin Qiao Mai, yang Qiao Mai.

● *Du Mai*

Conocido como Gobernador, controlador o comandante se relaciona con los seis meridianos yang por lo que recibe el nombre de Mar de los meridianos yang. Tiene puntos de acupuntura específicos y junto al Ren Mai y los doce meridianos principales forman el conjunto de los catorce meridianos. Su rama principal nace a nivel de hipogastrio (útero mujer), desciende hasta el perineo, asciende por la columna vertebral, circula por el cerebro y termina en la encía superior.

● *Ren Mai*

Conocido como Concepción o Responsable, se relaciona con los seis meridianos yin regulando su chi y xue. Se le conoce como Mar de los meridianos yin. Circula por la línea central de cuerpo. Nace en el hipogastrio, aflora en el perineo y asciende hasta la cara.

● *Chong Mai*

Regula el chi y el xue de los doce meridianos principales, se denomina Mar de los doce meridianos principales y regula el ascenso y descenso del chi por todo el cuerpo. Nace en el riñón emergiendo en el perineo, subiendo una rama por el interior de la columna y otra asciende con el meridiano del riñón.

Las comunicaciones del sistema nervioso

Las comunicaciones del sistema nervioso operan por medio de potenciales eléctricos que transmiten mensajes utilizando un código digital en modulación de frecuencia. El cerebro tiene la capacidad de interpretar la información contenida en estas frecuencias descodificando las variaciones de velocidad de emisión de los impulsos. Un mismo código de impulsos nerviosos puede significar cosas diferentes en función de que un nervio con las zonas del cerebro encargadas de procesar cada uno de los sentidos.

De ello se deduce que la interconexión biológica del hombre con las energías de frecuencias superiores tiene lugar a través del sistema de meridianos de acupuntura. Los meridianos influyen sobre el sistema nervioso modulando las corrientes continuas que forman parte del medio eléctrico en cuyo seno están las neuronas.

Cuando un nervio periférico transmite la información sensorial de los receptores epidérmicos de presión, el impulso

eléctrico pone en marcha una serie de acontecimientos que fi-
nalizan con la emisión del mensaje dirigido al cerebro.

Los estímulos aplicados sobre los puntos de acupuntura
producen modificaciones en el sistema nervioso, por ejemplo
liberando endorfinas, por lo que se deduce que los meridianos influyen indirectamente sobre las vías nerviosas.

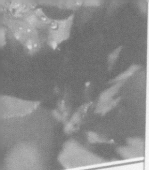

4. Remedios vibracionales que proceden de la Naturaeza

Las flores de Bach

Por regla general, las medicinas vibracionales no son más que esencias o tinturas a las que se les ha dado una carga de energía sutil. Los patrones energéticos sutiles almacenados en la esencia vibracional actúan sobre el ser humano en múltiples planos interactivos.

Las llamadas esencias o flores de Bach se emplean hoy en día para el tratamiento de diversos órdenes emocionales y temperamentales. El iniciador o pionero del tratamiento médico de estas esencias fue el doctor Edward Bach.

Bach investigó la utilización de las vacunas en diferentes pacientes y percibió que cada uno de sus pacientes portaba un tipo de bacteria patógena intestinal diferente y cada uno de ellos tenía una personalidad o temperamento también diferente. Así pues, administró a cada paciente un tratamiento en base a su personalidad y temperamento emocional. Esto es, no se fijaba tanto en los aspectos físicos de la enfermedad sino en los síntomas mentales que lo relacionaban. O, lo que es lo mismo, las personas del mismo grupo de personalidad mostraban al enfermar los mismos comportamientos y estado de ánimo.

La intuición de Bach quedaba ampliamente demostrada: los diferentes factores emocionales y rasgos de personalidad contribuyen a una determinada disposición patológica.

Edward Bach

Edward Bach (1886-1936) fue un medico y homeópata inglés nacido en Birmingham que trabajó durante varios años en la investigación terapéutica de las vacunas aplicadas para el tratamiento de las enfermedades crónicas. Fue en el Hospital Homeopático de Londres donde cimentó su fama como bacteriólogo gracias a sus investigaciones y estudios. En 1925 publicó el que se considera su primer gran estudio sobre la medicina vibracional: *La enfermedad crónica, una hipótesis en acción,* pero fue el descubrimiento de los libros de Hahnemann que le llevó a profundizar en el poder de la homeopatía y su enfoque holístico de la medicina.

Empezó a recolectar plantas y flores con el objetivo de encontrar remedios más puros y menos dependientes de los productos de la enfermedad. Se dio cuenta de que al tratar las personalidades y sentimientos de sus pacientes, sus desdichas y sufrimientos físicos se aliviaban de manera natural, al desbloquearse el potencial de curación de sus cuerpos, permitiendo que volviese a funcionar nuevamente.

Bach llegó a identificar 38 tipos de esencias florales o preparados artesanales, elaborados a partir de una decocción o maceración de flores en agua. Este preparado es una solución hidroalcohólica elaborados a partir de una flor o bien de un brote, una hoja o la corteza de un árbol o arbusto.

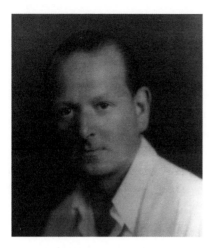

Edward Bach.

La enfermedad, para Edward Bach, es el reflejo de una disonancia entre la personalidad física y el Yo Superior. Las energías vibracionales sutiles de las esencias florales son útiles para reconducir los patrones emotivos disfuncionales. Al corregirse esos factores emocionales, se ayuda a los pacientes a mejorar su vitalidad física y mental, y ello contribuye a la resolución de cualquier dolencia física. Bach se lanzó a la búsqueda de agentes naturales cuya eficacia residía no en la acción sobre la patología ya establecida sino en mejorar sus efectos sobre los precursores emocionales de la dolencia. Para él, la relación dolencia-personalidad era efecto de patrones energéticos disfuncionales de los cuerpos sutiles. Y esta disonancia entre la personalidad física y el Yo Superior era la causa de la enfermedad y prevalecía sobre el proceso concreto de la dolencia.

Con las esencias florales se producía una mayor armonía personal manifestada a través de la paz interior y el optimismo. Al corregir estos factores emocionales el paciente mejoraba su vitalidad física y mental, y ello contribuía a resolver positivamente cualquier dolencia física.

Los 38 remedios florales de Bach

1 Agrimony: Agrimonia
Oculta emociones tortuosas, problemas graves y angustia inconsciente tras una máscara de alegría y despreocupación permanente. Evita discusiones y busca armonía. Tendencia a las adicciones, tabaco, drogas, alcohol, juego, trabajo, asumir riesgos, comida y compras, como mecanismo de escape a su tormento mental. Busca ser aceptado. Si se enferma bromea al respecto.

2 Aspen: Álamo temblón
Miedo a lo sobrenatural, a situaciones imprecisas que siente que lo amenazan, y a la muerte. Presagios. Temor vago e inexplicable. Agorafobia, claustrofobia.

3 Beech: Haya
Tiende a ser intolerante y a criticar despiadadamente. Juzga sin sensibilidad ni comprensión. Arrincona. No soporta las ideas y costumbres diferentes a las suyas. Es arrogante.

4 Centaury: Centáurea
No puede decir no. Reacciona exageradamente a los deseos de los demás, buscando complacerlos. Sacrifica sus propias necesidades para quedar bien. Su predisposición a servir es explotada. Se presta al dominio y el abuso de otros. Su voluntad es débil.

5 Cerato: Ceratostigma
Busca la aprobación y el consejo de los demás, pues no confía en su juicio, intuición, ni en sus decisiones y opi-

niones. Sus convicciones no son firmes. Cambia fácilmente de opinión. Es indeciso.

6 Cherry plum: Cerasífera

Miedo a perder el control de sus actos, a cometer acciones terribles y a enloquecer. Pensamientos irracionales persistentes. Arrebatos incontrolables.

7 Chestnut bud: Brote de castaño

Repite sus errores, porque no reflexiona sobre ellos ni aprende de sus experiencias. Reincide. No escarmienta.

8 Chicory: Achicoria

Sobreprotege a sus seres queridos y los domina mediante una manipulación excesiva. Considera saber más que sus dependientes. Tiene una personalidad posesiva y egoísta. Se inmiscuye en los asuntos de los demás continuamente. Espera la devoción de los que sobreprotege y cuando no la obtiene se siente víctima. Después los persigue, criticando.

9 Clematis: Clemátide

Soñador que evade la realidad. Su pensamiento. Difícilmente está en el aquí y el ahora. Distraído, presta poca atención a lo que sucede a su alrededor. Vive en un mundo de fantasía, como un mecanismo de escape a su infelicidad.

10 Crab apple: Manzano silvestre

Flor de la limpieza para quién tiene la sensación de estar sucio y ser impuro, baja autoestima y terror a contaminarse.

11 Elm: Olmo
Abrumado por sus responsabilidades. Piensa que no es capaz de cumplirlas.

12 Gentian: Genciana de campo
Pesimismo. Depresión por causas conocidas. Escepticismo. Control débil ante la frustración.

13 Gorse: Aulaga
Desesperado. Sin ninguna esperanza. Siente que ya no tiene caso nada.

14 Heather: Brezo
Ensimismado. Centrado en sí mismo. Necesita público que lo escuche. Habla excesivamente, pero no escucha.

15 Holly: Acebo
Celos, desconfianza, envidia, odio y rencor. Carece de compasión. Para quienes necesitan amor.

16 Honeysuckle: Madreselva
No vive el presente. Nostalgia. Añoranza del pasado y los buenos tiempos.

17 Hornbeam: Hojarazo o Carpe
Agotamiento mental por hastío.

18 Impatiens: Impaciencia
Soledad de quien no puede estar acompañado porque marcha de prisa. Impaciencia. Irritabilidad.

19 Larch: Alerce
Sentimiento de inferioridad. Espera fracasar.

20 Mimulus: Mímulo
Miedo a lo conocido. A situaciones concretas, definibles. Timidez.

21 Mustard: Mostaza
Depresión y tristezas de causas desconocidas, que aparecen y desaparecen sin motivo.

22 Oak: Roble
Luchar desesperadamente contra la corriente y sin descanso. Dedicación obsesiva al trabajo.

23 Olive: Olivo
Agotamiento total, físico y/o mental.

24 Pine: Pino
Desesperación por sentimiento de culpa y autorreproche.

25 Red chestnut: Castaño rojo
Miedo a que les suceda algún daño a los seres queridos. Preocupación por ellos.

26 Rock rose: Heliantemo o Jarilla
Pánico y terror paralizante. Estados de angustia agudos. Pesadillas.

27 Rock water: Agua de roca
Perfeccionismo. Severidad. Rigidez consigo mismo.

28 Scleranthus: Scleranthus
Indecisión entre dos extremos opuestos.

29 Star of Bethlehem: Leche de gallina
Secuelas de traumatismos físicos y mentales.

30 Sweet chestnut: Castaño dulce

Desesperación profunda. Sienten que han llegado al límite del sufrimiento.

31 Vervain: Verbena

Fanatismo. No comparte la carga. Fortaleza.

32 Vine: Vid

Avidez por el poder. Dominador. «Pequeño tirano».

33 Walnut: Nogal

Indecisión para iniciar etapas nuevas o manejar situaciones difíciles.

34 Water violet: Violeta de agua

Soledad de los orgullosos. Distanciamiento por sentimiento de superioridad.

35 White chestnut: Castaño de Indias

Pensamientos e ideas malévolas. Diálogos internos

36 Wild oat: Avena silvestre

Falta de metas. Descontento e incertidumbre por desconocer la misión en la vida.

37 Wild Rose: Rosa silvestre o Escaramujo

Desinterés, apatía, resignación, capitulación. Falta de motivación.

38 Willow: Sauce

Se siente víctima del destino. Resentimientos.

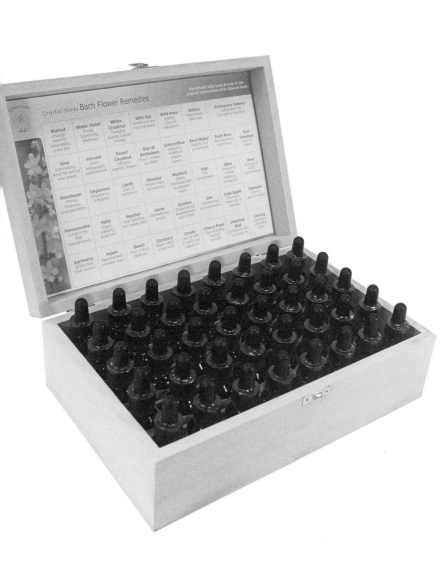

Existe una relación energética evidente entre la mente superior y las cualidades magnéticas de los cuerpos sutiles. Las cualidades mentales y emocionales que se expresan a través del cerebro y del sistema nervioso físico son producto de los influjos energéticos de los cuerpos etéreo, astral y mental.

Los remedios florales se utilizan para tratar las reacciones emocionales ante la enfermedad así como los temperamentos responsables de la patología celular. Este tratamiento combate con éxito los patrones muy arraigados que producen trastornos emocionales y disfunciones de personalidad, actuando sobre los vehículos emocional, mental y espiritual.

Más sobre las esencias florales

Las energías sutiles de las esencias florales se abren paso entre los sistemas físicos de la circulación sanguínea y los nervios hasta llegar a los meridianos, que como hemos visto son un mecanismo clave de interfaz energético entre los vehículos de frecuencia superior y el cuerpo físico.

A través de los meridianos, las energías alcanzan los chakras y los diversos cuerpos sutiles. Se trata de un flujo ascendente de las energías vitales contenidas en las esencias que viajan hacia planos energéticos cada vez más altos.

La utilización de los remedios vibracionales permite que la fuerza vital llegue antes a los centros energéticos del organismo y en condiciones más estables a las partes desequilibradas del

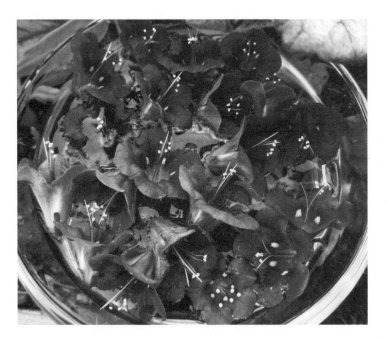

cuerpo humano. Estos remedios purifican el aura y los cuerpos sutiles, de manera que los desequilibrios no perjudiquen a la salud. La red cristalina del cuerpo humano colabora en la conversión y distribución de las energías sutiles de los remedios homeopáticos y las esencias florales, permitiéndoles hallar sus caminos de acción más idóneos. No hay que olvidar que la acción terapéutica de una esencia floral depende del nivel energético en que estas ejercen su máximo efecto.

Las esencias florales inducen potentes cambios en los chakras y los cuerpos sutiles ya que contienen una concentración muy alta de fuerza vital y por tanto consiguen mejorar la coordinación con el cuerpo físico e influyen sobre los cuerpos sutiles y las propiedades etéreas de la anatomía.

La capacidad del individuo para conectar con su Yo Superior

El Yo Superior o causal posee el historial de todas las vidas anteriores y de los patrones necesarios para que la personalidad progrese en el plano físico. Si no hay coordinación con el Yo Superior se produce un distanciamiento con respecto a los demás y se producen sentimientos de alienación personal.

Al desconectarse del Yo Superior se acentúan las sensaciones de soledad y aislamiento. Estos nuevos patrones de conducta debilitan la resistencia de la persona y merman su vitalidad general, amén de reducir su capacidad para el rechazo de influjos nocivos.

La capacidad de la persona para conectar con su Yo Superior es función de los enlaces especializados de energía que se establecen en la red cristalina del cuerpo físico. Esta red cristalina coordina las estructuras energéticas de los cuerpos sutiles con la consciencia de la personalidad física. La glándula pineal es el órgano que mayor relación guarda con las capacidades parapsíquicas del ser humano.

La glándula pineal tiene la capacidad de ser uno de los responsables del reloj interno del organismo y ser el centro de control que regula el proceso de maduración sexual. Rige, pues, la transición de la infancia a la edad adulta. De todas formas, su función más importante es producir la melatonina, que regula el ciclo del sueño.

Este sistema encargado de activar los chakras y despertar la consciencia superior recibe el nombre de kundalini.

La glándula pineal

La glándula pineal es una pequeña formación situada en el encéfalo humano que tiene entre 5 y 10 mm de grosor.

Se la relaciona con el sexto chakra o ajna, el ojo celestial del que hablaban los primeros textos sánscritos. Hay autores que sostienen que la glándula pineal aloja el espíritu humano y que es capaz de recibir información y generar percepciones, además de permitir al cerebro percibir la materia oscura o los universos paralelos, reinos de existencia habitados por entidades conscientes.

Además, es la responsable de despertar y equilibrar los chakras principales del cuerpo, por lo que tiene suma importancia como expresión de la potencia creadora del individuo.

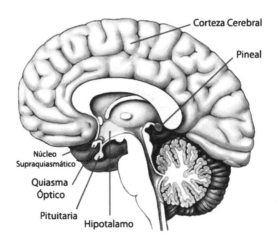

Corteza Cerebral

Pineal

Núcleo Supraquiasmático

Quiasma Óptico

Pituitaria

Hipotalamo

Cuando se despierta su poder mediante la meditación, esta energía asciende poco a poco por la columna vertebral activando los chakras que uno a uno va encontrando a su paso. Al llegar a los chakras superiores la persona puede llegar a tener la sensación de que su cerebro ha sido invadido por una luz inmensa que viene seguida por una expansión de la consciencia.

Las esencias florales y su poder de curación en los planos físico y etéreo

Las esencias florales no sólo influyen en el cuerpo emocional, sino que también lo hacen en el cuerpo físico. Las esencias que actúan en el plano físico son utensilios vibracionales cuya acción terapéutica repercute en aspectos tan variados como la potenciación del sistema inmunitario, mejorar la memoria y la circulación y estimular la reconexión neuronal. Hay varias esencias florales a las que se les atribuye la regeneración neurológica y la corrección de los desequilibrios energéticos.

Las esencias florales son útiles para fomentar el desarrollo de las facultades parapsíquicas, especialmente aquellas que operan en los planos etéreos de la anatomía sutil humana. El chakra del plexo solar es el mediador principal de los flujos entrantes de informaciones de vidas pasadas, gracias a sus conexiones sutiles con el cuerpo astral. Para acceder a la información energética superior es preciso que exista una

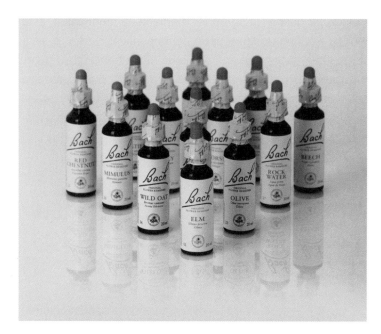

buena coordinación entre los chakras y los cuerpos sutiles. La personalidad y su cuerpo físico no pueden alcanzar la armonía ni el equilibrio interior si no hay un verdadero ajuste entre lo espiritual y el cuerpo físico. En ese sentido, las esencias florales ofrecen una ayuda vibracional que amplifica y agiliza el proceso natural de la Iluminación.

Las esencias florales significan un extraordinario instrumento vibracional que ayuda a movilizar los factores energéticos sutiles que determinan la salud y promueven el equilibrio y la armonía. Las esencias promueven los patrones de crecimiento y ajuste y colaboran con los sistemas naturales para conseguir que el cuerpo, la mente y el espíritu recobren la orientación y el equilibrio correctos.

La Iluminación como meta

El hinduismo considera la Iluminación como el proceso de unión de la persona con el Universo que le envuelve. Una persona puede alcanzar la Iluminación mediante diversos caminos, aunque en todos ellos el individuo ha de verse como una parte integrante del Todo, no separado de la existencia, en unión permanente con la divinidad. La luz, en ese sentido, simboliza la antítesis de la oscuridad que es la ignorancia y que viene personificada por la figura del diablo. La claridad sería pues, emblema del desarrollo de la civilización y la cultura. A la Iluminación se puede acceder desde diversos supuestos:

- Mediante ejercicios de respiración (pranayama).
- Gracias a los ejercicios de meditación.
- Liberando la energía de los chakras (círculos de energía espiritual).
- Mediante la repetición de mantras.
- Siguiendo las enseñanzas de gurú (maestro espiritual),
- Practicando las asanas del yoga.

La cromoterapia

La cromoterapia o terapia de color es una técnica que emplea la utilización de colores para la sanación. La teoría dicta

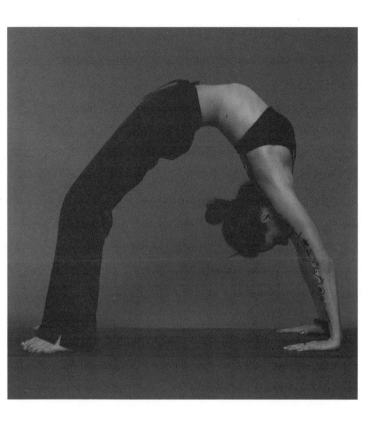

que los colores ejercen influencias emocionales en las personas, y ello permite generar un estado que facilita la sanación y restablece los desequilibrios internos del organismo.

El empleo de color es algo único ya que no se utiliza ninguna otra sustancia sino las energías puras de la luz. Su uso está documentado ya en textos de la Antigua Grecia. Algunos autores contemporáneos sostienen que los colores de la luz son octavas bajas de otras energías vibracionales superiores que forman parte del campo áurico y de los cuerpos sutiles.

Características de los colores

• Rojo

Ayuda a superar pensamientos negativos.

Estimula y calienta el cuerpo.

Ayuda a sentirse con más energía.

Genera una cantidad rápida de energía.

Ayuda a personas que padecen de decaimiento y pasividad.

Incrementa la circulación sanguínea.

Estimula el hígado y el bazo.

Ayuda a tratar enfermedades crónicas como reumas, problemas digestivos y de estreñimiento.

• Verde

Se considera un color relajante, tranquilo y refrescante.

Produce una sensación de alegría, calma, confianza y esperanza.

Ayuda a crear armonía y equilibrio.

Ayuda a estabilizar emociones.

Aumenta las defensas del cuerpo.

Estimula el crecimiento por lo que ayuda en fracturas de huesos.

Ayuda al sistema muscular y al aparato motriz.

Ayuda en terapias contra el dolor y lesiones de la piel.

Ayuda a calmar y relajar los nervios.

Ayuda en problemas de hígado.

• Azul

Es un color relajante que ayuda a despejar la mente.

Actúa en contra del estrés y el insomnio.

Ayuda en tratamientos de las glándulas tiroideas y para-tiroideas.

Ayuda a calmar irritaciones en la piel.

Ayuda a reducir la fiebre.

Ayuda en casos de estrés, hipertensión, miedos, cólicos y espasmos estomacales.

Ayuda para mejorar llagas, dolores de muelas e inflama-ción en ojos.

Ayuda a bajar la presión sanguínea.

Ayuda a cicatrizar quemaduras.

• Índigo

Ayuda a mejorar la inteligencia.

Ayuda a la persona a sentirse con más coraje y más au-toridad.

Ayuda a «purificar» la sangre.

Ayuda a tratar enfermedades del oído, nariz y ojos.

Ayuda a curar várices, úlceras y problemas en la piel.

• Morado

Es bueno para problemas nerviosos.

Ayuda en dolores y en sanación de huesos.

• Violeta

El color violeta es el color de la intuición y la espiritua-lidad.

Ayuda en problemas emocionales como cólera, miedos o nerviosismo.

Ayuda a comedores compulsivos.

Ayuda en la fabricación de leucocitos.

Ayuda a tratar problemas de insomnio.

Ayuda a eliminar toxinas.

Ayuda en problemas con la ciática.

• Amarillo

Ayuda a mejorar la concentración.

Ayuda a estimular el cerebro.

Ayuda a mejorar los reflejos.

Ayuda con problemas de depresión.

Ayuda en la digestión, estreñimiento, inflamación del abdomen y reumatismo.

Ayuda con problemas en el hígado, la bilis y el páncreas.

Algunos alimentos de color amarillo ayudan a bajar de peso.

• Naranja

Influye en el intelecto.

Influye en la fuerza física.

Ayuda a lidiar con pérdidas emocionales y problemas de introversión.

Ayuda a tratar el asma.

Ayuda a mejorar problemas de calambres, dolor de ligamentos, reumas y espasmos intestinales.

Ayuda en problemas de artritis.

• Turquesa

El color turquesa se relaciona con la garganta, el pecho y la tiroides.

Ayuda a tranquilizar.

Se usa en infecciones.

Ayuda a reforzar el sistema inmunológico.

Ayuda a disminuir la inflamación de la garganta.

- **Magenta**

El color magenta crea un sentimiento de amabilidad, de
gentileza, de amor y compasión.

Ayuda a personas con sinusitis, zumbido de oídos y quis-
tes benignos.

- **Plata**

Es un color de paz y perseverancia.

Ayuda psicológicamente a lidiar con problemas del pasado.

- **Oro**

El color oro es considerado el color más fuerte para curar
enfermedades. Es tan intenso su efecto que algunas
personas no lo toleran por periodos muy largos.

- **Lavanda**

Es el color del equilibrio.

Ayuda con sanaciones espirituales.

Es usado con el objetivo de limpiar el karma de vidas pasadas.

- **Blanco**

Ayuda a «purificar» el cuerpo.

Ayuda a generar paz y confort.

- **Negro**

Este color significa desaliento y desagrado.

Las ropas negras generan una barrera para esconderse
del mundo.

Aumenta la autoconfianza.

- **Rosa**
Ayuda a pensar positivamente, sin miedos y sin restricciones.
Ayuda en conflictos de confianza.
El color es relacionado al amor no egoísta.
Ayuda contra la agresividad o la ansiedad.

La coordinación de los chakras con los vínculos energéticos superiores nos ayuda a comprender por qué se utilizan determinados colores para curar enfermedades específicas.

La curación por vibraciones de color puede realizarse mediante exposición directa a la luz de las lámparas o bien pasar por varios tipos de pantallas o filtros de color. También existe la hidrocromoterapia, que consiste en utilizar agua insolada bajo un filtro de color.

Otra forma de terapia es la respiración cromática, que consiste en inhalar aire que previamente haya sido pránicamente cargado con las energías de un determinado color. Algunas personas consiguen visualizarse a sí mismos respirando un determinado color, con los efectos terapéuticos que ello conlleva. Tras la visualización se dirige mentalmente el color hacia la zona donde radica la dolencia, el bloqueo o la disfunción. Mediante la respiración cromática se dirigen las energías que operan sobre los cuerpos y chakras mentales y astrales.

El poder de las gemas

Las gemas influyen sobre órganos concretos del cuerpo físico ya que transportan el patrón de una estructura cristalina al patrón biomolecular de un cuerpo físico.

Los elixires de gemas son capaces de amplificar las energías que se hallan en las estructuras sutiles de la anatomía de dimensiones superiores. Las gemas ayudan al equilibrio entre el cuerpo físico y los cuerpos sutiles, de manera análoga a como lo hacen las esencias florales, y actúan conforme al principio vibracional por simpatía.

El tratamiento con gemas se efectúa con la intención de equilibrar energías, promover la sanación y manifestar algo etéreo en el plano material. Cada gema tiene propiedades energéticas particulares que afectan de forma diferente en el plano físico, emocional y espiritual de la persona que las usa.

Al introducir gemas y cristales en la curación se incluye su particular vibración, creando un campo energético propio. Los efectos pueden ser entonces palpables inmediatamente o bien pueden ser visibles de forma progresiva. Su acción sobre chakras, meridianos y cuerpos sutiles puede llegar a ser poderosa. Al modificar los elementos sutiles se puede promover la Iluminación que conduce a una modificación de los patrones de conducta.

Gemas y cristales pueden utilizarse de muy diversas formas. Por ejemplo como talismanes, durante una sesión de sanación, colocándose en lugares estratégicos como la oficina, el dormitorio o el coche. También pueden aplicarse directamente sobre la persona, ejerciendo su influencia en los chakras. He aquí algunas características de las gemas y minerales principales:

El poder de las gemas

- **Ágata:** Estimula la creatividad. Ayuda a tomar decisiones. Aumenta la autoestima.

- **Amazonita:** Calma el sistema nervioso. Alinea los cuerpos etéreos y mentales.

- **Ámbar:** Es buena para los pulmones, la memoria, trabaja como calmante y brinda protección. Ayuda a equilibrar las emociones, las depresiones crónicas y las tendencias suicidas. Previene de energías nocivas, estabilizando los campos energéticos.

- **Amatista:** Asiste a la apertura psíquica/espiritual de manera terrenal, otorga creatividad, coraje, brinda intuición y autoestima. Preserva la individualidad y la libertad, es recomendada para personas que se dejan influenciar. Quita la pesadumbre, la angustia y la injusticia.

- **Aguamarina:** Mejora el diálogo. Es buena para la reconciliación. Ayuda a reconocer y eliminar resentimientos. Armoniza el tercer y el quinto chakra. Brinda claridad mental, inspiración espiritual, funciona como calmante, realza la expresión personal.

- **Azurita:** Activa expansión de la consciencia, amplifica habilidades de curación.

- **Cuarzo ahumado:** Trabaja contra la depresión, la angustia, el insomnio, la fatiga mental. Lleva el inconsciente hacia el consciente. Potencia la intuición. Purifica y armoniza los cuerpos sutiles y el físico.

- **Cuarzo citrino:** Deshace bloqueos energéticos en el físico, potencia la visión, equilibra, da autoconfianza y ayuda al desapego de adicciones. Eleva el nivel de autoestima. Combate la depresión y las tendencias autodestructivas. Aporta esperanza, alegría de vivir y tolerancia.

- **Cuarzo hialino:** Se recomienda su uso para crisis violentas, delirios, celos, actitudes irracionales por desesperación e incomunicación. Esta piedra contiene todas las frecuencias vibracionales de luz y color. Desbloquea, activa y armoniza todos los cuerpos energéticos y el físico. Contrarresta cualquier energía nociva.

- **Cuarzo rosa:** Aumenta la confianza, la expresión personal, la creatividad, el amor propio, ayuda a la apertura al amor universal y confort. Sana las heridas sentimentales. Mitiga el dolor por pérdida o abandono de seres queridos. Es perfecta para quienes no recibieron suficiente amor en la infancia. Indicada en quienes se sienten inútiles y hacen méritos para obtener amor de los demás.

- **Cuarzo azul:** Desintoxica, brinda creatividad, sirve como calmante.

- **Cuarzo claro:** Es un poderoso transmisor, amplifica y direcciona las formas de pensamiento.

- **Diamante:** Anula bloqueos, negatividad, es un equilibrador cerebral, extrae tóxicos del cuerpo. Ayuda a trabajar la ansiedad, la inseguridad, los problemas psíquicos. Armoniza los cuerpos energéticos con el físico. Actúa como espejo. Condensador de energías. Se recomienda su uso para los que siempre duda, para aquellos que quieren avanzar pero están bloqueados por traumas infantiles.

- **Esmeralda:** Mejora las relaciones, ayuda a la meditación, funciona como relajante, es equilibrador del corazón, aumenta la clarividencia, las habilidades psíquicas y asiste en enfermedades psíquicas. Facilita la expulsión de emociones dañinas, armonizando las energías del plexo cardíaco con los cuerpos sutiles. Aumenta la capacidad de concentración y comprensión. Abre la consciencia a niveles profundos.

- **Fluorita:** Se recomienda para combatir la artritis. Absorbe y purifica el aire psíquico viciado.

- **Granate:** Es buena para la circulación (especialmente en pulmones, piel, intestinos), promueve calor, energía, vitalidad, potencia la imaginación y autoestima. Combate la depresión, la fatiga, el letargo. Aporta creatividad, imaginación, vitalidad.

- **Jade:** Es el purificador de la sangre, fortalece el sistema inmunológico, los riñones, genera amor divino, potencia conexiones con la tierra, protege de posibles daños y accidentes.

- **Hematite:** Elimina la negatividad interna o externa. Refuerza la confianza en uno mismo.

- **Lapislázuli:** Aumenta habilidades psíquicas, abre clarividencia, realiza limpieza de la garganta, es amplificador de pensamiento. Esta piedra facilita la expresión verbal y la comunicación interna. La tarea específica del lapislázuli es la de penetrar y profundizar.

- **Malaquita:** Equilibra los hemisferios derecho e izquierdo del cerebro, combate las enfermedades mentales, protege de radiación, promueve la regeneración de tejidos y asiste la visión a todo nivel. Actúa sobre el sistema nervioso, combate el desequilibrio emocional, la ansiedad, la angustia y el agotamiento nervioso. Elimina desechos emocionales. Es ideal como auxiliar en terapias regresivas.

- **Ónix:** Se utiliza para combatir la melancolía, la depresión, los miedos nocturnos, las alucinaciones, la inestabilidad emocional. Transmuta o destruye lo negativo.

- **Ópalo:** Brinda protección, amplifica consciencia cósmica, otorga intuición, armonía, equilibrio emocional, alegría y creatividad.

- **Peridot:** Estimula la regeneración de tejido, aumenta claridad, paciencia, es calmante, aumenta la clarividencia, promueve actitudes emocionales positivas.

- **Pirita:** Asiste el sistema digestivo, es buena para la generación de glóbulos rojos y para la circulación, calma la ansiedad, frustración, depresión, atrae el dinero.

- **Rodocrosita:** Limpia el subconciente, potencia identidad propia.

- **Rubí:** Es bueno para el corazón, es un equilibrador espiritual, da confianza, flexibilidad, energía, vitalidad, devoción, liderazgo. Fomenta los sentimientos frente a las emociones. Da fuerza, pasión, seguridad, paz interior. Cura el insomnio.

- **Sodalita:** Activa la expresión oral y corporal. Otorga aplomo y firmeza para enfrentar las situaciones. Calma los conflictos entre el consciente y el subconsciente. Mejora la perspectiva y la claridad mental.

- **Topacio:** Abre el entendimiento, equilibra emociones, estimula la creatividad. Es relajante, asiste en regeneración de tejidos.

- **Turmalina:** Disipa los temores, la negatividad, la tristeza. Promueve la salud, da equilibrio en relaciones y calma la compulsión.

- **Turquesa:** Fortalece el cuerpo físico, regenera los tejidos, ayuda a la circulación, aumenta habilidades de comunicación psíquica. Da valor, claridad mental, capacidad de expresión, paz, confianza en uno mismo. Armoniza el cuarto y el quinto chakra.

- **Zafiro:** Ayuda a mejorar el funcionamiento glandular, eleva el estado de ánimo, estimula la clarividencia, mejora la expresión y la comunicación con guías espirituales. Aporta energía revitalizante a la mente. Ayuda a desterrar los miedos de convivencia. Desarrolla el sentido de la justicia y la verdad.

La curación por cristales de cuarzo

Los cristales de cuarzo están formados básicamente por dióxido de silicio, que sirve para manipular las energías sutiles de una forma eficaz. Su estructura interna muestra un estado de perfección y equilibrio absolutos. Sus propiedades les permiten transmitir y almacenar energías, por lo que es muy usado por algunos terapeutas que consiguen que su campo curativo sea más intenso.

Al utilizar cristales para la curación, el terapeuta consigue alimentar los niveles celulares o moleculares del cuerpo humano, ya que estos trabajan con las energías sutiles, dinamizando la energía estancada y estabilizando los niveles de consciencia.

Las estructuras cristalinas de los cristales de cuarzo se comportan de forma única frente a un amplio espectro de energías en las que figuran el calor, la luz, el sonido, la electricidad y las energías de la consciencia. La energía molecular del cristal toma varios modos definidos de oscilación y emite la consiguiente energía vibratoria.

Cuando la mente humana entra en relación con esa estructura, el cristal emite una vibración que se prolonga y amplifica los poderes mentales del usuario.

Con un entrenamiento adecuado, un terapeuta puede expulsar formas de pensamiento negativas que forman ya un patrón de enfermedad en el cuerpo físico de una persona. Cuando una persona sufre un conflicto emocional su cuerpo sutil padece una cierta debilidad que es –lo más probable– el anticipo de una enfermedad física. Un cristal de cuarzo puede

eliminar los patrones negativos del cuerpo energético y reto-
mar su integridad.

El cuarzo tiene propiedades energéticas especiales que
le permiten ser terapéuticas, aun sin la intervención de un sanador. Se cree que los cristales depuran de una manera natural las energías sutiles, porque absorben las de signo
negativo y transmiten sólo las frecuencias de carácter posi-

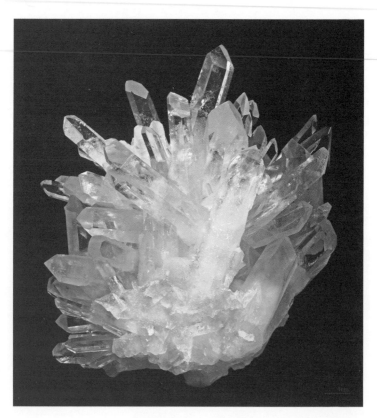

Cristales de cuarzo

tivo y beneficioso. Surten sus efectos, entonces, por simple proximidad con la persona que necesita curación. Así los cristales alivian dolores, exaltan la vibración propia, promueven la claridad, confieren serenidad emocional, rechazan las energías disonantes, liberan iones negativos, captan iones positivos y colaboran con nuestros sueños.

¿Qué acciones favorecen los cristales de cuarzo?

- **Acción psíquica:** Resulta de inestimable ayuda para superar crisis violentas, delirio y alucinaciones, locuacidad incesante, erotismo sexual, pensamientos lascivos e hipertensión de origen psíquico.
- **Acción emotiva:** Sus cualidades benéficas alcanzan a personas sumamente emotivas, que necesitan sólo una chispa para arder; de sensaciones vivas y rápidas; entusiastas en extremo pero sin continuidad. Los celos pueden ser verdaderos detonantes emotivos sin control.
- **Acción energética:** Resulta uno de los más eficaces remedios para apaciguar y controlar el fuego interno que se halla en movimiento errático, debido a una desmedida actividad del centro sexual. Su efecto es la asimilación.

La técnica empleada en la utilización de cristales de cuarzo

Cuando se concentra la energía a través de un cristal de cuarzo, ésta se redistribuye por las regiones más necesitadas de reequilibrio energético. Por regla general, un terapeuta sostiene en una mano el cristal de cuarzo mientras que con la otra toca al paciente, aunque su eficacia se multiplica exponencialmente cuando se acerca el cristal a la parte más dolorida o afectada por la enfermedad.

Los cristales de cuarzo reequilibran o purifican los chakras bloqueados o que no funcionan normalmente. El sanador transmite las energías sutiles a través de su chakra palmar y el propio cristal hacia el chakra desequilibrado del paciente. Cuando el cristal se encuentra en posición sobre el chakra, el paciente inspira esa energía que resulta de un color determinado, la hace pasar a través de su chakra mediante una visualización y luego la exhala a través de la respiración.

Las energías curativas transmitidas por los cristales funcionan en el plano de los cuerpos sutiles y colaboran con las energías del terapeuta para corregir las disfunciones en las fases primarias. No hay que olvidar que las enfermedades van precedidas de alteraciones del cuerpo etéreo, por lo que los patrones emocionales disfuncionales se transforman en patrones energéticos en el cuerpo etéreo primero y en el cuerpo físico más tarde.

El feng shui y el cuarzo

Este mineral, debido a la energía positiva y buenas vibraciones que aporta al hogar, favorece lo relacionado con el marco sentimental. Colocado en una estantería de casa, el cuarzo crea un ambiente sano, limpio y lleno de energía positiva, que contribuye a la relajación y a la paz interior. Cualquier talla de cuarzo es válida para estas aplicaciones, si bien la pirámide y la esfera son por su forma de irradiar energía, muy interesantes.

Coloque una esfera en su despacho y no tardará en sentir la absorción de energías negativas, incrementa su capacidad creativa y de inspiración en todo aquello que se proponga. El cristal de roca de cuarzo es un mineral extraordinario que, por toda la energía que encierra en su interior, refleja la esencia del Universo, es un principio básico de la electrónica (gracias a la piezoelectricidad).

Propiedades de los cristales de cuarzo

Los cristales que se utilizan para la curación tienen poder y energías propios, y sus efectos tienen lugar con la sola proximidad del paciente. Por imposición pueden programarse en función de ciertas dolencias concretas, ya que amplifican las intenciones del sanador y gracias a la pureza de los cristales se combinan en ellos las fuerzas de la naturaleza y las de los espíritus.

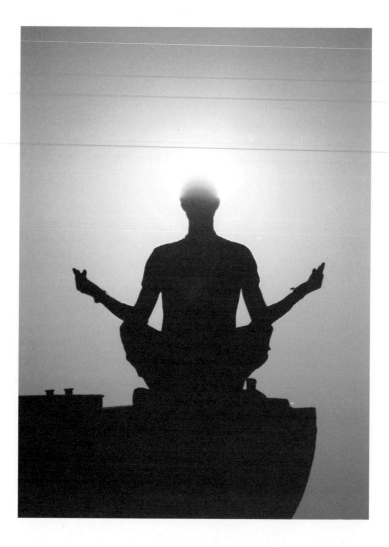

Los cristales alivian dolores, exaltan la vibración propia, promueven la claridad, dan serenidad emocional, rechazan las energías negativas que pueden afectar al organismo, liberan iones negativos y captan los positivos y colaboran con los sueños y anhelos positivos de la persona.

Cuando se utilizan los cristales naturales del cuarzo para efectuar la sanación del cuerpo por parte de un terapeuta se produce una transferencia de energía que responde al efecto de resonancia del cristal y a los sistemas cristalinos de las células que comparten sus propiedades.

La meditación y los cristales de cuarzo

El cristal de cuarzo que se utiliza para la meditación debe estar reservado exclusivamente para esta finalidad y ser de uso personal. De otro modo puede quedar influenciado por otras energías alienas a la persona que lo utiliza.

Cuando se utiliza el cristal de cuarzo en un proceso de meditación, éste debe sostenerse con la mano izquierda, ya que esta parte del cuerpo humano se halla conectada con el hemisferio derecho, que a su vez sintoniza mejor con los campos de dimensiones más altas de la consciencia y el Yo Superior.

Al sostener el cristal con la mano izquierda, el influjo de las energías cristalinas se transmite a los circuitos energéticos sutiles vinculados con el hemisferio derecho, íntimamente sintonizado con el Yo Superior. Además, las técnicas meditativas basadas en la visualización permiten utilizar las facultades naturales de este hemisferio.

Algunos practicantes de meditación con cristales de cuarzo suelen utilizar un cristal en cada mano siempre que los extremos superiores de ambos se dispongan de la siguiente manera: el de la derecha apuntando hacia fuera, lejos del cuerpo, mientras que el de la izquierda apunte hacia el cuerpo. De ello se deduce la creación de un circuito energético natural. De todas maneras, los mejores cristales para ejercer la meditación son aquellos cuarzos que tienen una punta natural en cada extremo, ya que se encadenan mejor para formar circuitos de energía sutil.

También es posible crear un espacio de meditación definido mediante figuras geométricas delimitadas por cristales, alineándolos para formar una figura mientras que la persona que practica la meditación se sienta en el centro de este entramado. Es una manera eficaz de captar energías de las rejillas invisibles del Universo.

Otras gemas y cristales aptos para la curación

No sólo el cristal de cuarzo puede servir la curación, potenciación energética y acceso a las dimensiones superiores de la consciencia. Existen otros cristales que se constituyen en siete órdenes o divisiones y que constituyen la clasificación mineralógica de los cristales. Tal división está hecha según sus diferencias geométricas.

Cada sistema cristalino tiene una resonancia energética sutil determinada, ya que cada tipo de cristal tiene unas propiedades

Correspondencia entre chakras y minerales

- **Chakra Muladhara:** Ágata, jaspe rojo, granate, coral, hematites, turmalina negra, obsidiana, onix.
- **Chakra Svadhisthana:** Ágata cornalina, piedra de luna, citrina naranja, calcita naranja.
- **Chakra Manipura:** Cuarzo citrino, ojo de tigre, aventurina amarilla, topacio amarillo, pirita, ámbar.
- **Chakra Anahata:** Cuarzo rosa, aventurina verde (o cuarzo verde o también venturina), turmalina rosa, kunzita, esmeralda, jade, ágata verde.
- **Chakra Vishudda:** Amatista, turquesa, aguamarina, crisocola, lapislázuli.
- **Chakra Ajna:** Sodalita, amatista, lapislázuli.
- **Chakra Sahasrara:** Cuarzo cristal, cuarzo transparente, calcita dorada, amatista, selenita, diamante.

de crecimiento y desarrollo similares a las de los organismos vivos. De lo que se deduce que hay una cierta coordinación entre el cuerpo etéreo cristalino y el cuerpo celular.

Los sistemas cristalinos están regidos por patrones energéticos sutiles existentes en determinados planos secundarios de materia. Cada uno de estos planos secundarios tiene una relación directa con cada uno de los chakras principales del ser humano.

Los sistemas cristalinos
y los minerales

Los cristales que cristalizan en el sistema cúbico, como el diamante, el granate o la fluorita funcionan muy bien para la meditación o para la manipulación de los estados de consciencia ya que su resonancia es más intensa con el chakra sacro de la anatomía energética sutil humana. Son muy valoradas sus cualidades energéticas sutiles.

La esmeralda, el aguamarina y las apatitas que cristalizan en el sistema hexagonal son muy buenos emisores de energías y fomentan los procesos de crecimiento y vitalidad. Suelen utilizarse en todas las fases de curación, especialmente cuando se trata de enfocar la energía curativa hacia los órganos y las glándulas endocrinas. Además reequilibran con facilidad las energías de los chakras y cuerpos sutiles. Potencian el desarrollo de la capacidad creativa, la intuición y las capacidades psíquicas.

Los minerales que, como el zirconio, la wulfenita o la calcopirita, cristalizan en el sistema tetragonal, tienen la capacidad de absorber las energías negativas, canalizando las vibraciones hacia la tierra y originando la conexión entre las estructuras básicas y las dimensiones superiores.

El peridoto, el topacio y la alejandrina, del sistema ortorrómbico, sirven para potenciar lo esencial y despejar lo irrelevante. Tienen la capacidad de ampliar la consciencia de cara a la superación de problemas y sirven también como elemento de protección. Los cristales del sistema monoclínico, como la azurita, el jade o la malaquita, proporcionan un aspecto de ímpetu y progreso, marcan una trayectoria a seguir y apartan todo lo que obstruye la visión interior.

La turquesa y la rodonita, minerales del sistema triclínico, sirven para equilibrar el yin y el yang de la persona, ya que tienen la capacidad de armonizar las energías desequilibradas. Por tanto, sirven para dar equilibrio y acceder a dimensiones superiores de orden superior.

Los minerales del sistema trigonal, como la cornalina, las hematites, las ágatas o la amatista sirven para equilibrar las energías sutiles del cuerpo humano y del cerebro.

Clasificación de los minerales según su afinidad zodiacal

- **Aries:** Amatista, calcita, cuarzo ahumado, cuarzo cristal, granate, jade, malaquita, pirita, rodocrosita, rodonita, rubí, turmalina corazón de sandía.

- **Tauro:** Aguamarina, calcita, coral, cuarzo ahumado, esmeralda, heliotropo, jade, jaspe, kunzita.

- **Géminis:** Ágata, calcita, crisoprasa, cuarzo, ahumado, cuarzo cristal, cuarzo rosado, esmeralda, heliotropo, jade, jaspe, kunzita, lapislázuli, malaquita, peridoto, zircón

- **Cáncer:** Calcita, crisoprasa, cuarzo ahumado, cuarzo cristal, esmeralda, fluorita, heliotropo, obsidiana, ópalo, perla, piedra lunar, turmalina verde, turquesa.

- **Leo:** Ágata, ámbar, calcita, cuarzo ahumado, cuarzo cristal, cuarzo rosado, diamante, granate, rodonita, rubí, topacio, turmalina rosa.

- **Virgo:** Ágata, azurita, calcita, cuarzo ahumado, cuarzo cristal, heliotropo, hematite, jade, jaspe, turmalina corazón de sandía, turquesa, zafiro.

- **Libra:** Aguamarina, calcita, coral, cuarzo ahumado, cuarzo cristal, cuarzo rosado, diamante, esmeralda, ópalo, sodalita, turmalina rosa.

- **Escorpio:** Calcita, cuarzo ahumado, cuarzo cristal, granate, jaspe, malaquita, obsidiana, perla, piedra lunar, rodonita, rubí, turmalina verde.

- **Sagitario:** Amatista, azurita, calcita, cuarzo ahumado, cuarzo cristal, diamante, kunzita, turmalina corazón de sandía, turmalina rosa, turquesa.

- **Capricornio:** Ámbar, calcita, cornalina, cuarzo ahumado, cuarzo cristal, granate, malaquita, obsidiana, ónix, turmalina negra, turquesa, zafiro.

- **Acuario:** Azurita, calcita, crisoprasa, cuarzo ahumado, cuarzo cristal, diamante, jade, kunzita, lapislázuli, ojo de tigre, ópalo, sodalita, turmalina corazón de sandía.

- **Piscis:** Aguamarina, calcita, coral, cuarzo ahumado, cuarzo cristal, fluorita, jade, peridoto, perla, piedra lunar, zircón.

Propiedades curativas de piedras y minerales

● Ágata

Fortifica y alivia desórdenes como la epilepsia, problemas digestivos e infecciones en general. Es también beneficiosa para los problemas dermatológicos, caída del cabello, picaduras de insectos y complicaciones prostáticas.

● Aguamarina

Provoca la sonrisa y la alegría y ayuda a conservar la pureza del espíritu. Infunde claridad mental, calma e inspiración. Suele utilizarse para superar estados depresivos y melancólicos. Es una excelente piedra para superar los problemas oculares, las anemias, y los dolores propios de la dentición.

● Amatista

Contribuye a la transformación de los hábitos, del habla, de los procesos mentales y de la emotividad. También purifica las energías de un orden bajo y las transforma en otras de nivel espiritual alto. Al tener una alta frecuencia vibratoria, conecta más fácilmente con la fuerza vital de todas las cosas. Tiene una gran influencia sobre los vasos sanguíneos y las arterias ya que actúa de filtro de las energías sutiles. También es muy útil para recargar las energías del cuerpo etéreo.

● Ámbar

El ámbar alivia los dolores de cabeza, las migrañas, la tensión, la sordera, reduce la fiebre y combate los catarros y los estados convulsivos. Protege contra las afecciones bucales, como las caries, las gengivitis y las encías sangrantes.

Berilo

Es una piedra que resulta indicada para tratar los problemas renales y los del intestino. Además, resulta muy favorable para desarrollar la intuición, la concentración y la creatividad. Eleva la autoestima y estimula el optimismo y el buen humor.

Cinabrio

Es una de las piedras más eficaces para el tratamiento del dolor. Armoniza los pensamientos del cuerpo físico y favorece la apertura de los chakras. Tiene una gran capacidad para estimular el flujo sanguíneo por lo que aumenta el coraje e intensifica las emociones.

Circón

Es la piedra de la meditación. Simboliza la prudencia y la sabiduría, además es emblema de lealtad. Tiene una gran relevancia en el desarrollo de las actividades mentales, combate el insomnio y las afecciones del corazón.

Diamante

Es la piedra que simboliza la búsqueda de la perfección, elevando la energía física a un nivel superior. Sus virtudes son la voluntad, el triunfo, la firmeza y la rectitud. Es muy eficaz en el tratamiento de la diabetes y la menopausia.

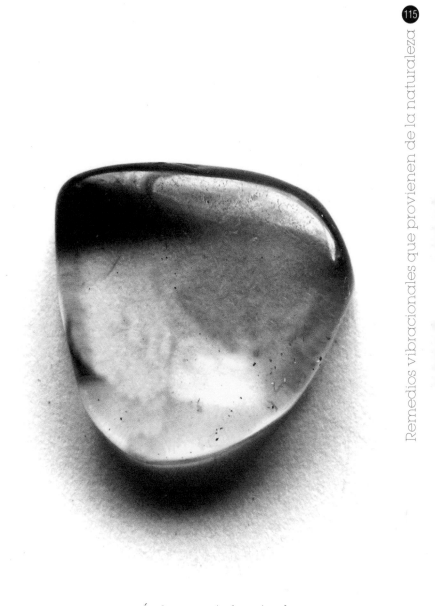

Ámbar en estado natural.

Esmeralda

Contribuya a vigorizar y unificar las energías del centro cordial ya que posee una vibración relacionada con el amor. Es también útil para restaurar la pérdida de equilibrio en el plexo solar, como son las relacionadas con la emotividad. La esmeralda colabora en la lucha con los desequilibrios del páncreas, en las desviaciones de columna y los dolores de espalda.

Granate

Previene desórdenes menstruales, alteraciones psíquicas y emocionales. Se emplea en el tratamiento de problemas derivados de la piel. Activa la circulación sanguínea y previene las anemias y los problemas inmunológicos. Es símbolo del amor, la lealtad, la devoción y la amistad duradera.

Hematites

Su poder es la estimulación del chakra basal o coxígeo, utilizando para ello patrones energéticos. La hematites enfoca la energía emitida por la mano del terapeuta hacia el chakra que se halla en desequilibrio durante un tiempo limitado.

Jade

Sus efectos influyen directamente sobre órganos como los ojos, los riñones o la vejiga. También se ha usado para tratar problemas de infertilidad, migrañas, neuralgias, herpes, complicaciones digestivas, cólicos y problemas gástricos. Es un arma importante para estimular emociones, ya que tiene la capacidad de penetrar en los sentimientos de las personas. En la antigua China simbolizaba el amor, la paz, la armonía y el equilibrio. Es una piedra que suele utilizarse con frecuencia en los estados de meditación.

● Jaspe

Es la piedra que se utiliza para tratar problemas renales y afecciones hepáticas. Facilita el parto y tiene influencias sanadoras sobre los órganos internos. Se ha utilizado con frecuencia como potente afrodisíaco y estabilizador de problemas sentimentales.

● Laspislázuli

También conocida como piedra de la comunicación, sirvió en la antigüedad para ornamentar vestimentas de clérigos y reyes. Es la piedra que desbloquea las emociones, libera la intuición y ayuda a alcanzar el poder.

● Malaquita

Es la piedra que ahuyenta las pesadillas y los malos sueños. Símbolo de la creatividad, favorece la inteligencia y la inspiración. Resulta muy indicada para paliar problemas estomacales.

● Ónix

Es la piedra del poder. Otorga apoyo en situaciones difíciles o en momentos de confusión y estrés, ya que ayuda a pensar con objetividad y ahuyenta el temor a lo desconocido. Suele emplearse por los practicantes de la meditación.

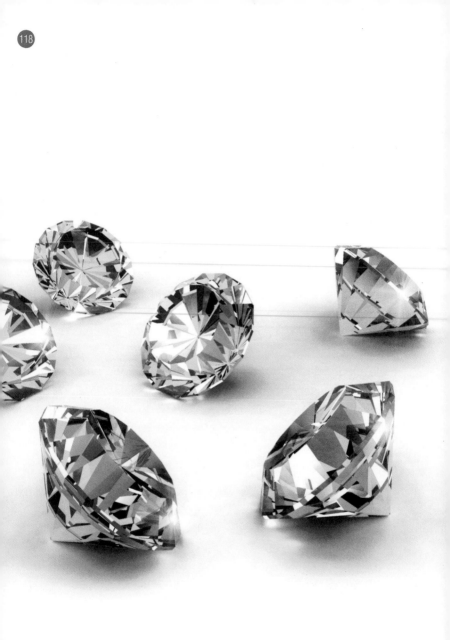

Diamantes, recomendados para los que siempre dudan, para aquellos que quieren avanzar pero están bloqueados por traumas infantiles.

● *Rubí*

Suele emplearse para disolver coágulos y las placas de colesterol, ya que tiene la propiedad de captar y amplificar los matices sutiles y armónicos de la radiación cromática. También contribuye a la conservación de la vista ya que refuerza los vasos sanguíneos oculares. Es importante su acción purificadora sobre los chakras, en especial el chakra del plexo solar, por su acción a la hora de agitar las energías del cuerpo emocional. El rubí es reflejo del amor y la iniciativa, aunque también se relaciona con la búsqueda de la verdad, la justicia y la fidelidad.

● *Sodalita*

Es la piedra que activa y potencia las facultades de expresión oral y corporal, ya que estimula la mente, favorece la concentración y elimina las dificultades del camino. Resulta muy útil en las enfermedades relacionadas con los huesos ya que, entre otras virtudes, despierta los mecanismos de autocuración.

● *Topacio*

El topacio es la piedra que canaliza la energía del amor y de la curación. Es la piedra de la franqueza y la verdad, ya que ayuda a combatir la timidez. Resulta muy útil para combatir los dolores de cabeza y eliminar las situaciones de estrés y las preocupaciones.

La luz solar y el agua

Las fuerzas primigenias de la naturaleza, el sol y el agua, sirven de vehículos para que las fuentes energéticas de curación natural influyan sobre el cuerpo humano.

Cuando se combinan las cualidades del agua con las propiedades de carga pránica de la luz solar se producen una serie de efectos sutiles de probada eficacia energética.

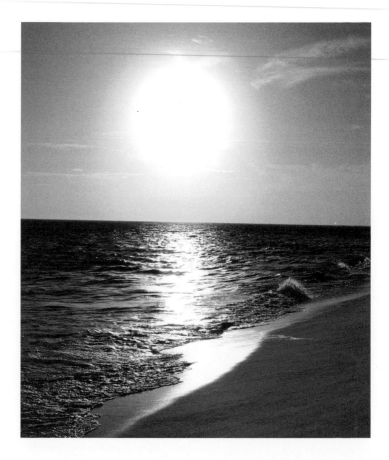

Al interrumpir o bloquear la conexión entre el Yo Superior y la personalidad física se produce una sensación de aislamiento que las esencias florales, las gemas o las tinturas cromáticas pueden desbloquear con la ayuda del agua y la energía solar. Al aplicar correctamente estos remedios vibracionales se modifica el curso de la enfermedad, ya sea esta física, mental, emocional o espiritual, y se facilita la curación.

5. La curación vibracional y la medicina holística

Origen y evolución de la curación psíquica

Es posible transmitir energías curativas sin necesidad de depender de energías externas vibracionales. Los seres humanos pueden ejercer sus propios poderes de curación a través de la imposición de manos.

Esta técnica no es novedosa, sino que se remonta su origen cientos de años atrás. Existen pruebas documentales que lo sitúan ya en el Antiguo Egipto, en la época de los faraones. El cristianismo primitivo con Jesucristo a la cabeza ya utilizaba la imposición de manos tanto con fines médicos como con fines espirituales.

De la época medieval es la creencia de que en la naturaleza debían existir fuerzas vitales que servían de mediadoras y podían explicar este tipo de curaciones. Paracelso pensaba que tales fuerzas eran de carácter magnético y que además había una emanación sutil presente en el espacio que hacía que estrellas y otros cuerpos influyeran directamente en los humanos.

Paracelso concebía la fuerza vital como algo tan poderoso que no residía en ningún individuo en particular sino que irradiaba alrededor de cada uno de nosotros como una esfera luminosa.

Las siete reglas de Paracelso

1) Mejorar la salud respirando con la mayor frecuencia posible, de manera honda y rítmica, llenando bien los pulmones. Beber diariamente en pequeños sorbos al menos dos litros de agua, comer mucha fruta y evitar el alcohol, el tabaco y las medicinas. Bañarse diariamente.

2) Desterrar del ánimo toda idea de pesimismo, odio, tristeza, venganza y pobreza. Huir de las personas murmuradoras, chismosas, vanidosas o vulgares e inferiores por naturaleza. El azar no existe.

3) Hacer el bien, auxiliar a todo desgraciado que encontremos en el camino. Cuidar las propias energías y huir del sentimentalismo.

4) Olvidar toda ofensa, esforzarse en pensar bien del enemigo. Dejarse guiar por la suave voz interior que nos lleva.

5) Sentarse al menos media hora la día lo más cómodamente posible con los ojos medio entornados y no pensar en nada. Esto fortifica enérgicamente el cerebro y el Espíritu y nos pone en contacto con las buenas influencias. En este estado de recogimiento y silencio, suelen ocurrírsenos a veces luminosas ideas, susceptibles de cambiar toda una existencia.

6) Guardar silencio y discreción sobre los asuntos personales. Abstenerse de referir a los demás confesiones que nos haya hecho un amigo.

7) No temer a nadie, tener el alma fuerte y no concebir que la debilidad entre jamás en nuestro cuerpo. Desterrar el miedo y la desconfianza, pues son enemigos del fracaso.

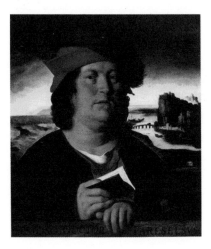

Paracelso

Posteriormente a Paracelso, diversos investigadores continuaron su labor, investigando y desarrollando nuevas teorías y experiencias sobre la curación psíquica. Ya en épocas más recientes, investigaciones científicas confirmaron que existe un intercambio de energía entre sanador y paciente y que algunos terapeutas psíquicos pueden inducir efectos apreciables en los organismos vivientes. Ser un terapeuta psíquico requiere tiempo, formación y mucha experiencia, pero en el fondo se trata de una aptitud humana que puede ser realizada por cualquier persona que disfrute de un organismo sano y esté fuertemente motivada con la labora de aliviar o sanar las dolencias de los otros.

La curación por imposición de manos

Según sea la frecuencia vibracional con la que opera cada terapeuta se pueden distinguir diferentes niveles de energía en el proceso de curación. Por un lado está la curación magnética, que requiere el contacto directo de las manos del sanador con el paciente. Por otro lado, existe también la curación espiritual, en la que los terapeutas suelen sintonizarse mediante la meditación con las fuerzas de la divinidad y tratan de proyectar mentalmente la energía hacia la persona enferma.

Ambos tipos de terapeutas suelen considerarse a sí mismo vehículos o canales de una fuente superior de energía que se origina en la divinidad. El sanador sería una especie de guía de ondas encargado de dirigir esas energías superiores hacia el cuerpo o la mente del individuo. En cualquiera de los casos, los sistemas energéticos sutiles del enfermo y sus sistemas fisiológicos reciben el empuje energético necesario para resolver el problema patológico.

Las energías transmitidas por imposición de manos ejercen efectos definidos y cuantificables sobre las enzimas del organismo. En función de si la enzima tratada mejora o no las reservas de energía celular, el sanador consigue acelerar o retardar la velocidad de reacción.

La eficacia de un sanador se basa en suministrar a los cuerpos etéreos de los pacientes determinadas frecuencias de energía etérea. Cuando el patrón etéreo está bien ordenado y en buenas condiciones, el cuerpo permanece con buena salud, pero cuando se desequilibra el cuerpo etéreo, el cuerpo físico decae y aparecen los primeros síntomas de la enfermedad.

La curación magnética opera en los cuerpos etéreo y físico. La transmisión se realiza a través de las palmas de las manos del sanador, porque en ellas radican los chakras menores que funcionan como centros de energía entrante y saliente.

Está demostrado que las depresiones y otros trastornos emocionales pueden originar una supresión de las defensas

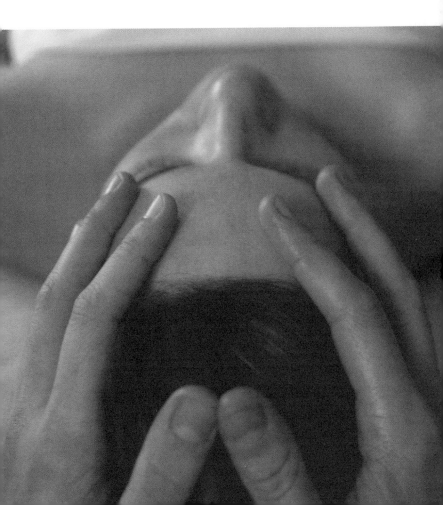

naturales del organismo y hacer que el éste sea fácilmente atacado por la enfermedad. Mente y emotividad desempeñan un papel importante en la génesis de muchas enfermedades. Es por ello necesario destacar que la curación magnética, auque sane en el plano físico, podría ser ineficaz a largo plazo si la dolencia tiene su verdadero origen en un nivel de energía más alto.

La curación espiritual interviene en los planos de los cuerpos sutiles y chakras superiores, con el fin de curar allí donde tienen su origen primario las dolencias. El papel que ejerce el sanador espiritual es el de ser el motor que genera múltiples frecuencias de salida, y que funciona en niveles bien diferentes. La diferencia estriba en que mientras los sanadores magnéticos trabajan a nivel corporal, los sanadores espirituales intervienen en los diferentes planos de la mente y el espíritu.

Las dolencias pueden tener su origen en muchos planos de la anatomía multidimensional aunque los agentes patógenos sólo pueden atacar un organismo que no se halle en equilibrio. La enfermedad es una combinación de factores internos y externos en el que los factores psicoquímicos y los factores energéticos superiores tienen una vital importancia.

Cómo alcanzar la salud y la plenitud

De todas las modalidades terapéuticas sin duda la más poderosa es la propia mente. Una mente positiva ayuda a superar cualquier enfermedad ya que evita los mensajes negativos que suelen grabarse en el inconsciente. El funcionamiento anómalo de los chakras guarda relación con los bloqueos psicológicos y espirituales que tienen las pautas mentales del individuo. Cuando la consciencia del paciente colabora con la acción terapéutica, se amplia favorablemente su efecto.

Una de las causas que provoca un mayor debilitamiento del sistema inmunológico es el estrés. Un cierto grado de estrés es imprescindible para el desarrollo de la persona. Pero si se excede el nivel adecuado, se originan disfunciones en el sistema.

Para reducir el estrés existen numerosas estrategias de defensa. La principal pasa por saber relajarse, utilizando la práctica meditativa para promover así un enfoque preventivo de la salud física y psicológica.

Hay personas que se relajan recitando mantras, otros utilizan técnicas de visualización. Y los hay que utilizan el ejercicio diario como método para eliminar o reducir en parte el estrés. El masaje es otro método eficaz para relajar las tensiones musculares adquiridas.

El potencial innato de curación

Muchas enfermedades no son consecuencia de la exposición a factores externos, sino que son un reflejo simbólico de los estados interiores del individuo, de sus bloqueos y de su

Factores que pueden ocasionar estrés

- Situaciones que fuerzan a procesar información rápidamente
- Estímulos ambientales dañinos.
- Percepciones de amenaza.
- Alteración de las funciones fisiológicas.
- Aislamiento y confinamiento.
- Bloqueos en nuestros intereses.
- Presión grupal.
- Frustración.
- No conseguir objetivos planificados.
- Relaciones sociales complicadas o fallidas.

inestabilidad emocional. Por eso es muy importante que sanadores y terapeutas sepan reconocer los factores emocionales y energéticos sutiles que predisponen a padecer determinadas dolencias.

En la medida en que se comprendan cómo afectan las emociones y el grado de armonía interior en la salud de la persona será más fácil potenciar la capacidad innata del individuo para sanar o prevenir enfermedades. Los patrones emocionales negativos producen bloqueos perjudiciales y originan disfunciones que merman el sistema inmunitario.

La salud y el bienestar son reflejo del flujo normal de las energías vibracionales superiores a través del cuerpo, la mente y el espíritu. Muchas veces las tensiones acumuladas se manifiestan a través de la hiperactividad de los diferentes sistemas corporales.

Con el fin de mantener un buen funcionamiento de las entradas y salidas de energía en todos los planos, es importante que cada persona se responsabilice de pasar revista a sus hábitos periódicos y a su estilo de vida.

La medicina vibracional aspira a una reunificación completa y plena de la personalidad con el Yo Superior. Las modalidades terapéuticas vibracionales tienden a vigorizar las conexiones energéticas entre la personalidad y el alma propiamente dicha, por cuanto reequilibran el cuerpo, la mente y el espíritu. No todos los recursos de la curación vibracional operan en los planos más altos, pero la meta y el objetivo del terapeuta vibracional siempre será obtener ese ajuste en sus pacientes.

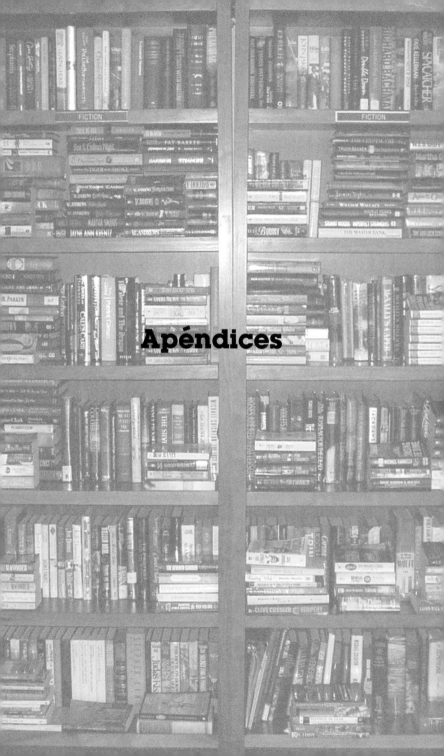

Apéndices

Bibliografía

Capra, F., *The Tao of Physics*, Bantam Books, Nueva York, 1979.

Chandellor, P., *Handbook of the Bach Flower Remedies*, Keats Publishing, New Canaan, 1977.

Gimbel, T., *La salud por el color*, Edaf, Madrid, 1981.

Greenhouse, H., *Viaje astral*, Martínez Roca, 1982.

Haas, E., *La salud y las estaciones*, Edaf, Madrid, 1983.

Leadbeatar, C.W., *Los chakras*, Edicomunicación, Barcelona, 1988.

Moss, T., *The Body Electric*, J.P.Tarcher, Inc., Los Angeles, 1979.

Targ, R., Mind-Reach: *Scientists Look at Psychic Ability*, Dell Publishing, Nueva York, 1977.

Playfair, G., *The Cycles of Heaven*, Avon Books, Nueva York, 1978.

Postle, D., *Fabric of the Universe*, Crown Publishers, Nueva York, 1976.

Rogo, D., *Mind Beyond Body: The Mystery of ESP Projection*, Penguin Books, 1988.

Índice de cuadros

En la misma colección

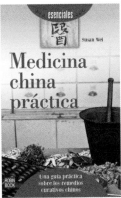

MEDICINA CHINA PRÁCTICA
Susan Wei

La medicina china comprende una serie de prácticas y fundamentos teóricos que trabajan en pos de una terapéutica global que tiene en consideración todo cuanto sucede en el organismo, la forma de manifestarse una enfermedad y cómo responde a los estímulos del entorno. Este libro trata de dar a conocer cuáles son las principales terapias que aplica la medicina tradicional china en su esfuerzo por restablecer la salud y el bienestar de las personas y ofrece al tiempo un catálogo de las enfermedades más comunes y los remedios que deben aplicarse. No son más que motivos de inspiración para reencontrar el equilibrio y vivir de forma más saludable.

MANDALAS
Peter Redlock

Los mandalas son representaciones esquemáticas o simbólicas que tienen forma circular y están realizados con una clara intención espiritual. Todas las culturas poseen sus propios mandalas, son símbolo de lo infinito, lo eterno y lo divino que hay en el interior de todo ser humano. Este libro es una guía práctica para conocer el origen y significado de los mandalas pero también es un ejercicio práctico en el que el lector podrá usarla como psicoterapia natural, pintando sobre algunos de los mandalas que le guiarán en el conocimiento de sí mismo.

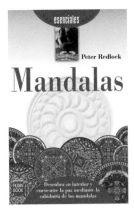

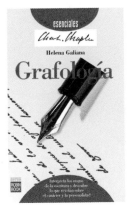

GRAFOLOGÍA
Helena Galiana

Todas las claves para interpretar los principales rasgos de la escritura y conocer su significado y lo que revelan sobre el carácter y la personalidad.

La escritura se ha convertido en una seña de identidad capaz de reflejar los más increíbles aspectos de la persona. En la actualidad, por ejemplo, no hay empresa de selección de personal que no se valga de la grafología para analizar detalladamente a los aspirantes a ocupar un puesto de trabajo. El lector encontrará en este libro una guía completa para iniciarse en la ciencia grafológica, y descubrirá en ésta una sorprendente herramienta para conocerse mejor a sí mismo y a los demás.

- Conozca la técnica grafológica y sus aplicaciones.
- Aprenda a descifrar lo que nos revela la firma.
- Lo que revela la grafología sobre la sexualidad.

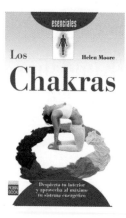

LOS CHAKRAS
Helen Moore
Despierta tu interior y aprovecha al máximo tu sistema energético.

Los Chakras son siete centros energéticos situados en el cuerpo humano. Su conocimiento nos llega a través de la cultura tibetana forjada a través de la experiencia personal de los maestros de Shidda Yoga. La energía del cosmos atraviesa nuestro cuerpo trabajando en esa red de centros energéticos sutiles. Los chakras captan esa energía del ser humano y la hacen circular hacia el macrocosmos. Los chakras nos conectan con nuestro mundo espiritual y de su equilibrio depende en buena medida nuestra salud. De nuestra capacidad para leer las señales de estos centros de energía y rectificar o corregir su trayectoria dependerá que podamos evitar determinados trastornos.

LOS PUNTOS QUE CURAN
Susan Wei
Alivie sus dolores mediante la digitopuntura.

La técnica de la estimulación de los puntos de energía y del sistema de meridianos es tan antigua como la misma humanidad. Se trata de una técnica que recoge la enseñanza de lo mejor de la acupuntura, del shiatsu y de la acupresura para el alivio rápido de diferentes síntomas. Y que en caso de enfermedades crónicas, sirve de complemento a los tratamientos médicos prescritos. Este libro es una guía que indica la situación de cada punto de energía para una práctica regular que devuelva la armonía a la persona y pueda protegerla de algunas enfermedades.

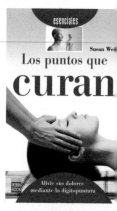

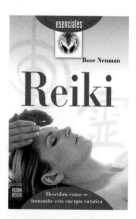

REIKI
Rose Neuman

Reiki es un sistema de armonización natural que utiliza la energía vital del Universo para tratar enfermedades y desequilibrios físicos y mentales. Su fundamento original se basa en la creencia hinduista de que el correcto fluir de la energía vital a través de los distintos chakras del organismo asegura un buen estado de salud. Rose Neuman ha escrito un manual esencial para conocer cada uno de los estamentos del Reiki, de forma que el terapeuta o la persona que se inicia en su práctica conozca sus fundamentos para vivir de una forma más saludable.

KUNDALINI YOGA
Ranjiv Nell

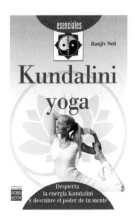

Kundalini yoga es una disciplina física, mental y espiritual que basa su trabajo en el desarrollo de la energía a través del cuerpo humano, despertando así el gran potencial creativo latente que hay en cada persona. Este libro te muestra de una manera sucinta los movimientos, posturas, sonidos, respiraciones y meditaciones precisas que comandan diferentes partes del cuerpo, el sistema nervioso y el sistema energético vital con el fin último de fortalecer el vínculo de cada persona con su espíritu.

- Los beneficios de esta milenaria disciplina.
- Los ocho brazos del Kundalini yoga.
- Las respiraciones específicas o Pranayama.

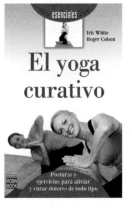

EL YOGA CURATIVO
Iris White y Roger Colson

El yoga es un sistema sumamente eficaz para alcanzar un estado de equilibrio físico y emocional. Su práctica no sólo aporta una evidente mejoría en la capacidad respiratoria sino que además actúa de forma muy favorable sobre los órganos internos. Este libro sintetiza toda la sabiduría y la experiencia de la práctica del yoga curativo o terapéutico en un programa que muestra cómo cada persona puede optimizar la salud y alcanzar la curación.

- La relación entre yoga y salud.
- La práctica del yoga.
- El entrenamiento mental.
- El proceso de transformación física.
- ¿Puedo controlar el estrés a través del yoga?